陪你看馬

自律神經的馬匹療法

みているだけでじりつしんけいがととのううまのしゃしん

小林弘幸—著
村尾昌美—攝影

瑞昇文化

序

「疲勞似乎難以消除……不明原因的身體不適感……」

那些起因於身心狀態的謎之病因，幾乎都是現代社會產生的壓力所引起的。

一方面在物質與各種豐富的服務之下，

「不得不和群眾做出同樣的事」

「不得不持續努力展現成果」

或許我們在下意識中感受到這種社會壓力，並形成了優越於其他人的堅強和力量的共識。

在現代社會中，許多人感到生活受到行動和言行的限制，讓他們感到生活的困難。我也診斷出為數不少這類「自律神經失調症」的朋友。

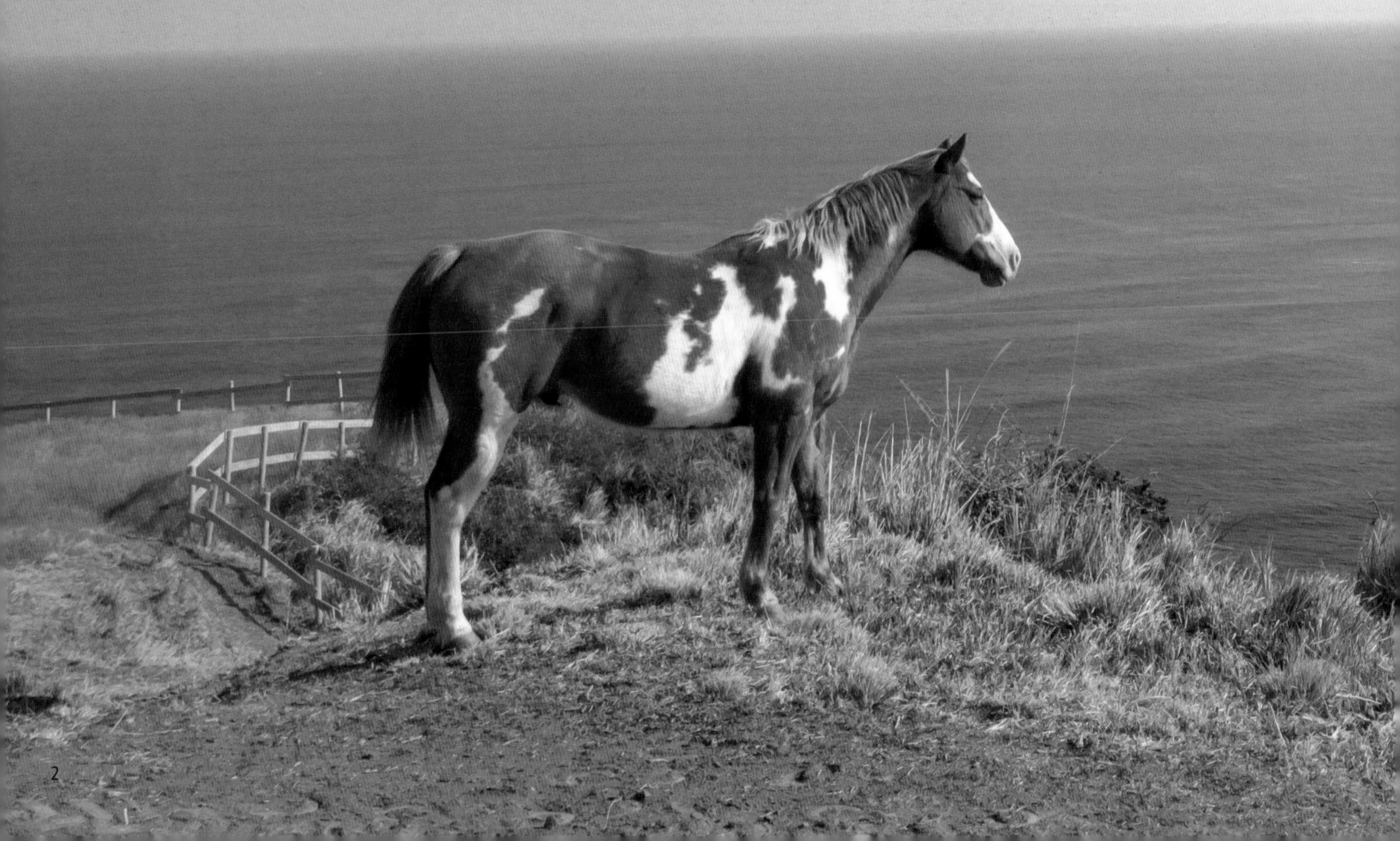

自律神經是由提供興奮、緊張的「交感神經」與提供放鬆、休息的「副交感神經」如蹺蹺板一般保持平衡地正常運作。但是，被診斷出自律神經失調症的朋友，幾乎都是「交感神經」活化過剩的結果。

為了那些有這方面困擾的朋友所製作的，就是這本《陪你看馬　自律神經的馬匹療法》。我想各位也曾經有過，看著美麗的景色、或療癒的動物而感到心情瞬間放鬆的經驗。那就是因為自律神經的作動，而讓大腦呈現放鬆的狀態。然而，目前已知藉由照片也能得到相同的效果。

從次頁開始將會詳細介紹被稱之為「馬術療法」的動物輔助治療，馬對於人有著特殊的療癒能力。如同例行工作一樣重要，請務必每天打開本書，遠眺這些照片吧！

如果能在翻閱照片之中自然地笑容滿溢、糾結的心房因此而打開，就是我最大的榮幸。

順天堂大學醫學部教授　小林弘幸

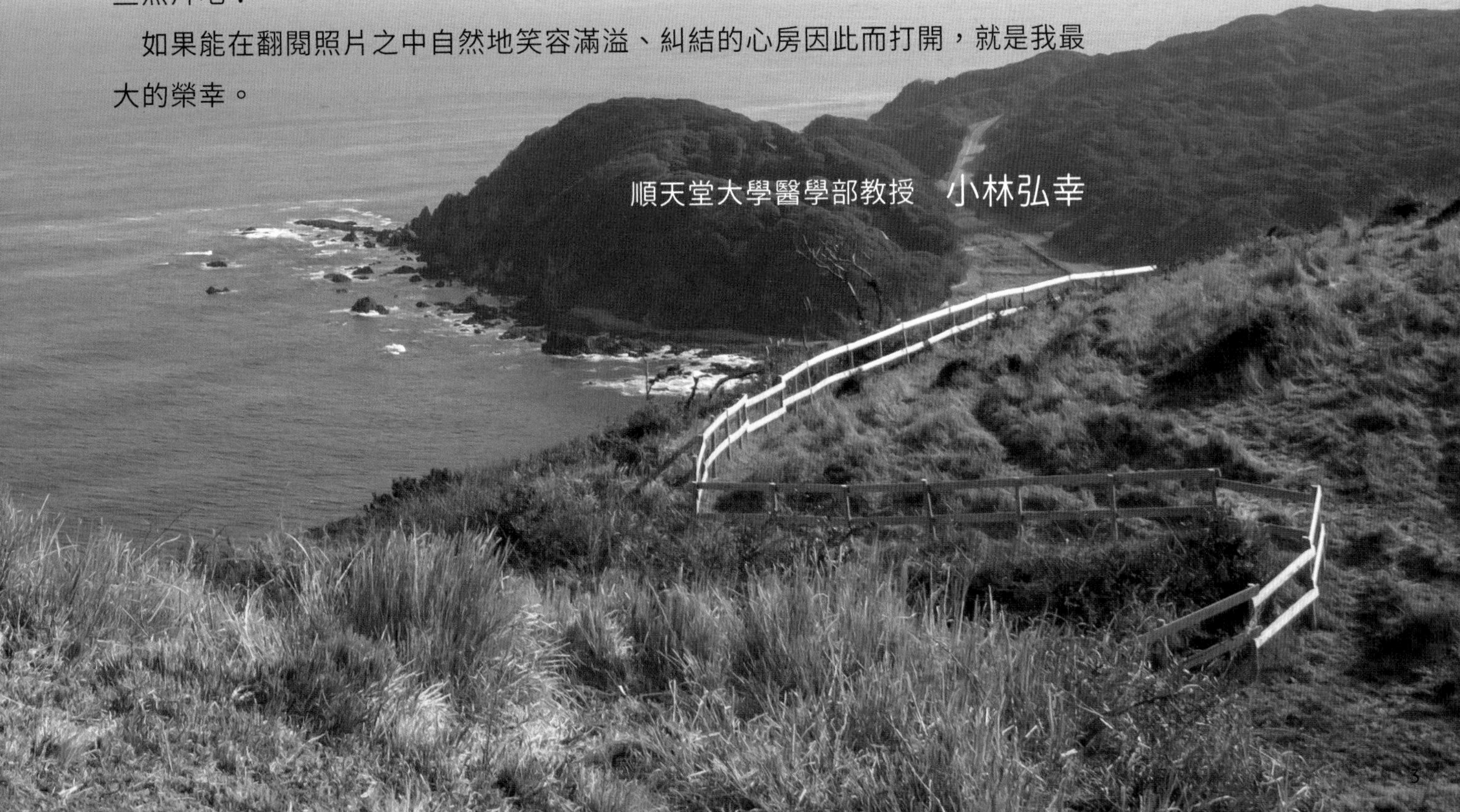

藉著《陪你看馬　自律神經的馬匹療法》調整自律神經，找回自己應該追求的目標和形象。

高大又強壯、高貴地佇立
隨風搖曳的美麗鬃毛及尾巴

馬身為能夠與人類交流溝通的動物，自古以來就備受喜愛。

所謂的「親近人類」，雖然狗或貓也可以，
但為何本書選擇「馬」為主角呢？

那是由於「馬的性質」隱藏著大量能夠引起釋放人類壓力因子的暗示。

身為草食動物的馬，相對於牠高大的身體，卻是個性膽怯纖細的動物，甚至有可能因為路上遺落的一根小棒子而感到不安逃走。

因此，即使是那根小小的棒子，當有人告訴馬它完全無害、並且一起跨越它時，馬也會逐漸變得勇敢起來。

人類也是，當每天的壓力逐漸堆積、無法預測的事情發生時，或是能夠溝通、擁有信賴關係的人不在身旁時，也會特別地感到不安。

認為要如同肉食動物一般擁有旺盛的挑戰精神、面對任何事都能果敢挑戰才對的風潮雖然存在，但是在感到安心之前停下腳步或逃避絕對不是一件可恥或錯誤的事情，這是正確的判斷。

儘管如此，我認為面對工作、家庭、人際關係等，感到困擾、壓力的人還是相當多。

當那個時候，請務必翻閱本書、與直接表現喜怒哀樂的「馬的魅力」接觸。

沉穩且優雅、纖細卻不高傲。厭惡的事物就全力表現嫌惡……。

看見那樣的姿態，說不定你也能夠看見自己「應該追求的目標和形象」。

希望閱讀完畢的同時，心情能頓時開朗、內心也溫暖了起來。

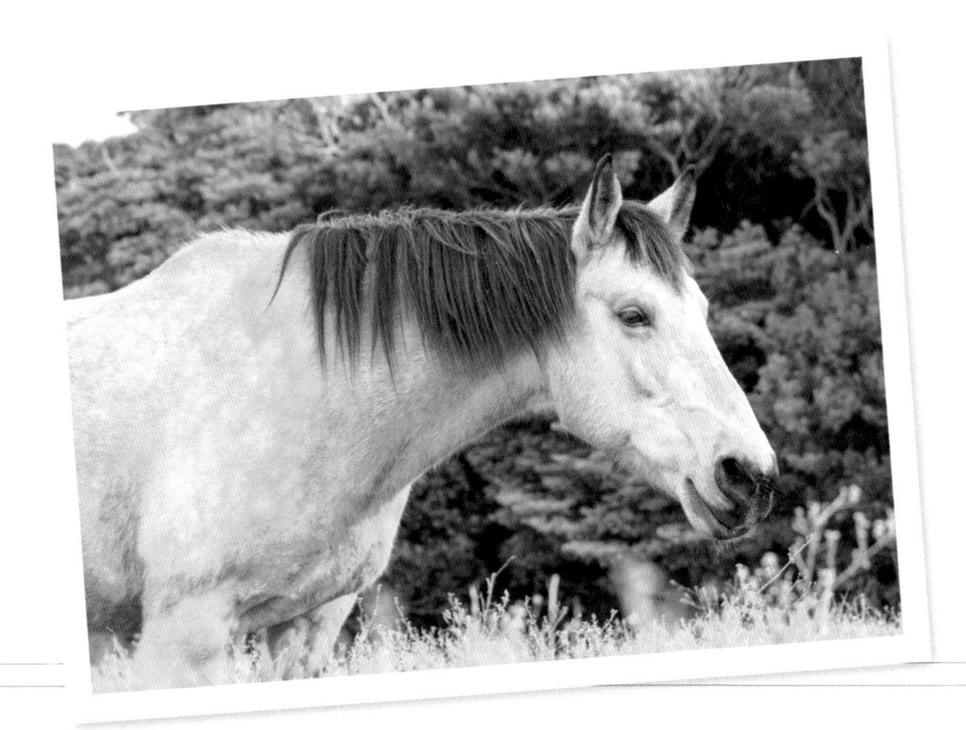

目次

購買者
特惠活動

Special馬兒影片

～更進一步調整自律神經的馬匹影片～

這次協助我進行拍攝工作的是，位於福岡縣大島牧場裡的馬先生們。在這部特別影片裡，可以跟著仰望大山大水而生活的馬先生們，一起享受身心愉悅的時光。

風聲輕揚、鳥語婉轉是無庸置疑的，
還有包含馬的吃食 ASMR/ 與馬的對峙（絕對贏不了）/ 引人注目的馬先生鼻息 / 午睡的馬先生 / 玄界灘（日本九州西北部海域。有對馬海流經過，為世界知名漁場）的夕陽與海潮之音
…等等，充滿療癒的影片。
可以慢慢地仔細觀看，也可以作為業務上的 BGM（background music，背景音樂）使用。

你有遭受神秘的不適而困擾嗎？

「不知為何無法提起精神」
「總是無法消除疲勞」
「始終感到焦躁不安」

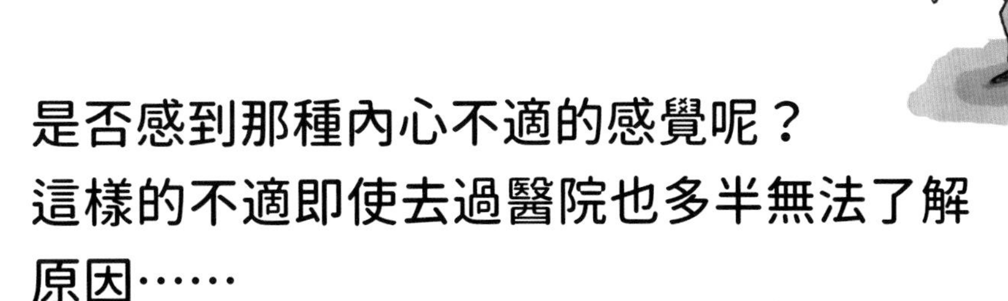

是否感到那種內心不適的感覺呢？
這樣的不適即使去過醫院也多半無法了解原因……

實際上，說不定是來自於
自律神經失調所引起。

讓我們了解一下有關於自律神經

雖然說是「自律神經失調」，那麼到底自律神經是什麼呢？了解關於被稱為現代疾病的「自律神經失調」，不僅是與自己對話，也是維持心身平衡非常重要的事情。這應當成為無壓力和真誠生活的重要一大步。

1 想知道「自律神經」就要先了解關於「神經」

所謂的神經，就是連接大腦與身體各個器官之間，有如相互傳遞信號的「通道」。我們每天從身體的外側或內側接收到的「刺激」，藉由神經這條通道傳達到腦或身體，那些接收到訊息的各個器官、就會產生各式各樣的反應。感受到寒冷而發燒、感到辛辣而流眼淚都是因為這個原因。

我們來看看右邊這張圖吧！神經由大腦到腰間筆直地貫穿身體中心的是「中樞神經」，再由中樞神經延伸到全身各個角落，有如樹枝般分布的「末梢神經」，共有2個種類。那些末梢神經裡，就有這次我們想要傳達的「自律神經」。

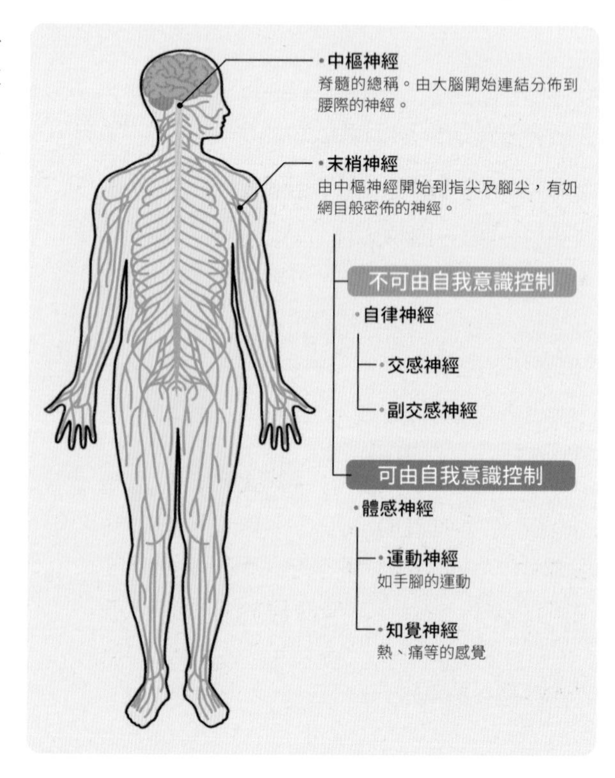

2 「自律神經」裡面有「交感神經與副交感神經」

所謂的自律神經是，不可由自我意識控制。我們活著的每 1 秒都不休息、經常性地活動著，屬於勞動者。那樣的自律神經中，有白天能全力活動的「交感神經」、以及夜間能夠沉穩入眠的「副交感神經」，就像翹翹板一樣，取得雙方的平衡變得非常重要。

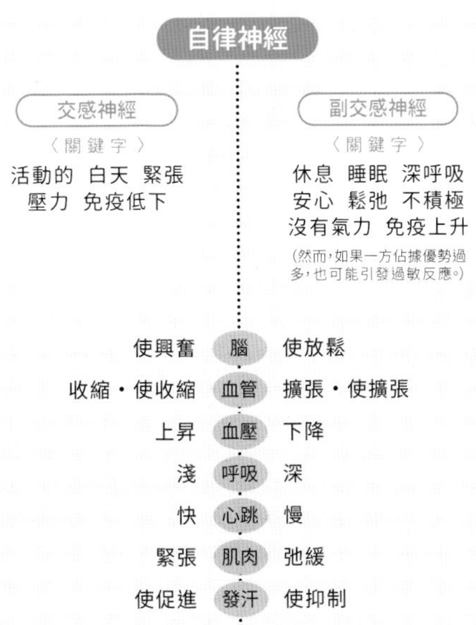

3 現代人的「交感神經」活動過剩!?

交感神經與副交感神經就像翹翹板一樣，一面取得雙方平衡、一面發揮機能是很重要的。但是，現代人因為工作或人際關係帶來的壓力；不規則的生活＆飲食；電腦、智慧手機的藍光引起的興奮狀態等等，因為種種的原因而使交感神經時常處於興奮的狀態。

4 「自律神經失調」引起的不適

自律神經失調所引起的各式各樣不適的原因為，「血流的惡化」。交感神經居於優勢的話血管會收縮，使血液循環惡化。接著，副交感神經若無法居於優勢順勢而取代，則血流無法改善，甚至會造成腦或內臟的傷害。

精神上的傷害

- 無法提起精神
- 經常睡不好
- 不安
- 情緒不安定　等等

身體上的傷害

- 頭痛、肩頸痠痛
- 心因性腰痛
- 不安
- 過度換氣
- 暈眩
- 倦怠感　等等

5 了解自律神經的活潑度平衡點檢表

「交感神經」與「副交感神經」的平衡，可以由以下的四種類型來區分。這個平衡會因為不同個人、時間帶、或外在的刺激等，或升高或降低。

高
交感神經（主加油）
低

低 副交感神經（主煞車） 高

壓力 MAX 過於努力型

②交感神經居於優勢 副交感神經活性極端低下

經常處於環抱緊張壓力的類型。是現代人理所當然最多的類型。因為過於興奮油門全開、且身為副交感神經的煞車失效、身心沒辦法獲得良好休息的狀態。失眠、焦慮症、畏寒、恐慌症、因免疫力低下而引起的感染症風險也會提高。

絕佳良好型

①不論交感神經與副交感神經 任何一方都活性高

自律神經取得平衡，是理想的類型。自帶鬆弛的開關，晚上容易熟睡、疲勞的身體也能完全的恢復。恰好是身心都是絕佳的狀態。

疲勞、精疲力竭型

④不論交感神經與副交感神經 任何一方都活性低

經常睡不好、累積疲勞、沒有幹勁跟霸氣的類型。總是精疲力竭，經常受到肩頸痠痛、頭痛、胃痛等等身體不適的困擾。由於無法踩油門，因此甚至自體本身的活動也變得困難。

閒雲野鶴型

③交感神經活性低 副交感神經居於優勢

由於無法踩油門、動力也無法向上，屬於我行我素型。又因為剎車太靈敏，總是感到疲倦和想睡的狀態。副交感神經居於優勢的類型，過敏併發症的機率高，同時也容易有花粉症、肥胖、憂鬱的風險。

※ 上述為根據自律神經的測量統計數據，並非用於診斷疾病。

6 自律神經自我檢測表

我們將由於自律神經失調而常見的身體不適整理成以下項目。勾選的項目越多，代表自律神經失調的可能性越高。如果情況慢性地持續，也會被診斷為「自律神經失調症」。

- ☐ 一下子就疲累
- ☐ 沒有幹勁
- ☐ 沒有集中力
- ☐ 思考力、判斷力低下
- ☐ 經常無法入睡、無法消除疲勞
- ☐ 經常無法緩解、消除不安的心情
- ☐ 經常感冒
- ☐ 擔心浮腫、但很難消退
- ☐ 胃不好，有便秘或下痢的症狀
- ☐ 有頭痛
- ☐ 有腰痛
- ☐ 肩膀很緊
- ☐ 皮膚乾燥、頭髮毛燥
- ☐ 容易緊張、感受到壓力
- ☐ 容易情緒焦躁
- ☐ 手腳冰冷

MEMO　若特定部位的疼痛等等持續達 2 週以上的情況，請到醫院去接受診斷吧！

為什麼要用「馬」來調整自律神經呢？

如同在 P.4 中提到的，馬和人之間有著相通的地方。同時，我們希望透過這本書幫助解決在壓力社會中心靈疲憊且無法向任何人請教的不安，同時找到自己未來應該如何生活的答案，也希望能夠讓讀者在其中尋找自己的方向。接下來將詳細地介紹，在 P.4 尚未介紹到的馬的魅力。

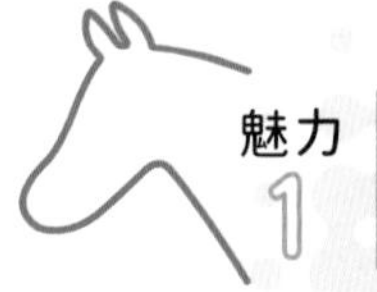

魅力 1　馬與人之間可以建立強力的信賴關係

馬和人之間的歷史相當悠久，牠有快速行走的能力、馱運重物的持久力，雖然如此但絕對不會襲擊人，又因為具備溝通的能力，作為輸運用、軍事用、農耕用的目的都對人有助益且持續地活躍。

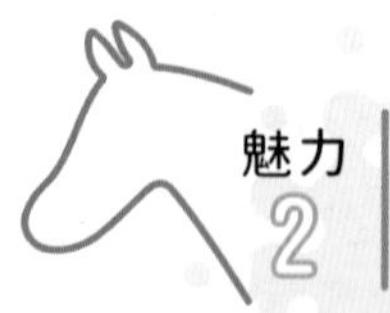

魅力 2　絕不攻擊他人暖心的持有者

身為草食動物的馬，決不會攻擊其他動物。因為沒有因興起而追逐、捕獲獵物等調皮的習性，總是散發出沉穩與優雅的氣息。

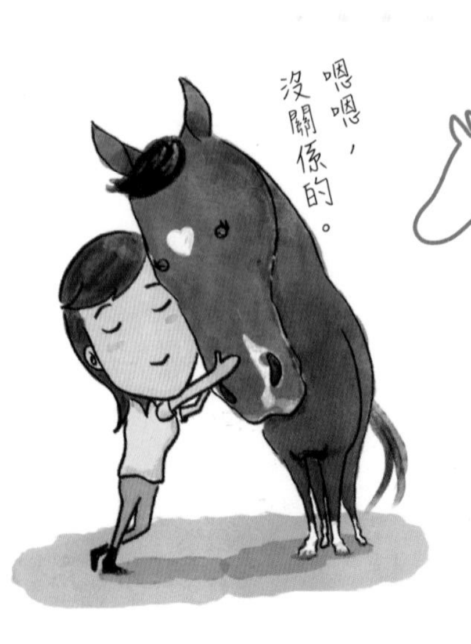

魅力 3　馬的感受度豐富能夠理解人的心情

馬非常親近人類，喜歡人類。牠們能夠理解人類當下的情緒，當我們以溫柔的表情和聲音接近牠們時，牠們會感到安心並依賴我們。相反地，如果我們突然發出大聲音或表情生氣，牠們會感到害怕並遠離我們。

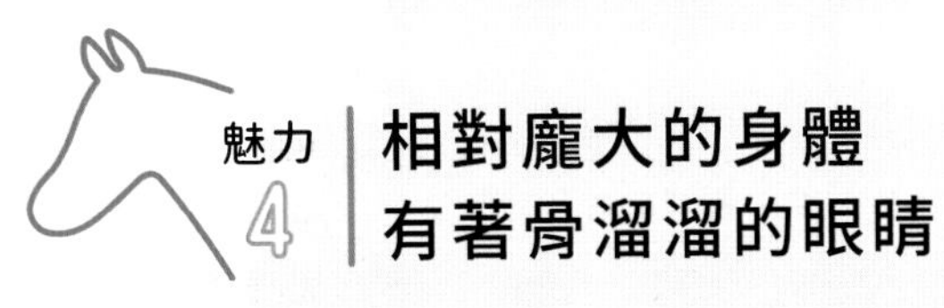

魅力 4 相對龐大的身體 有著骨溜溜的眼睛

馬雖然擁有勇猛、高貴的印象，但那雙眼睛如此可愛圓潤且溫柔，只需透過照片、一眼就能感受到充滿情感的心靈。

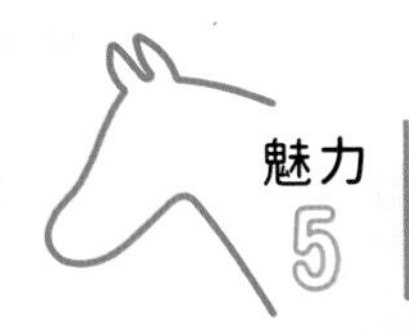

魅力 5 馬的性格纖細 謹慎小心且膽怯

相對於高大的體型，牠有膽怯的一面。即使是一根小小的樹枝，在了解它是什麼之前，也會仔細觀察並謹慎接近。由於纖細又生性膽怯，甚至有些馬一感受到危險就會拔腿狂奔。這是為了自身的安心安全而做出的明智判斷。

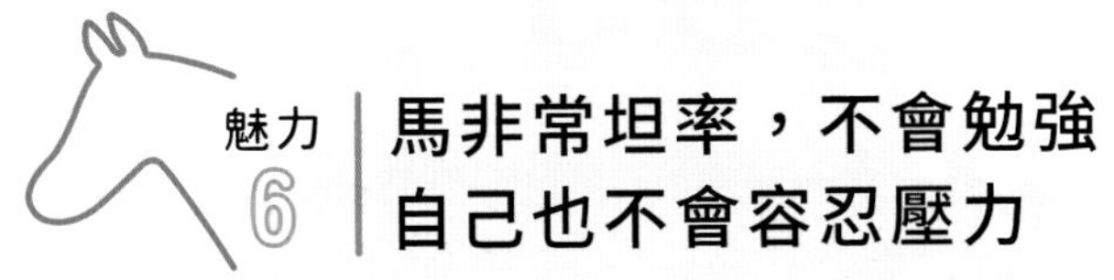

魅力 6 馬非常坦率，不會勉強 自己也不會容忍壓力

正如我們在「魅力 5」所提到的，馬是謹慎小心且纖細的，不像那些勇敢挑戰以獲取獵物的動物一樣。因此，馬相當地直率，覺得「討厭」或「不想做」的事情也會直接地表現出來。

許多人為了不讓自己感到不安而將壓力埋在心中，不敢說出無理、勉強自己的事情，忍受著辛苦。你有沒有考慮過像馬一樣變得更加坦率呢？

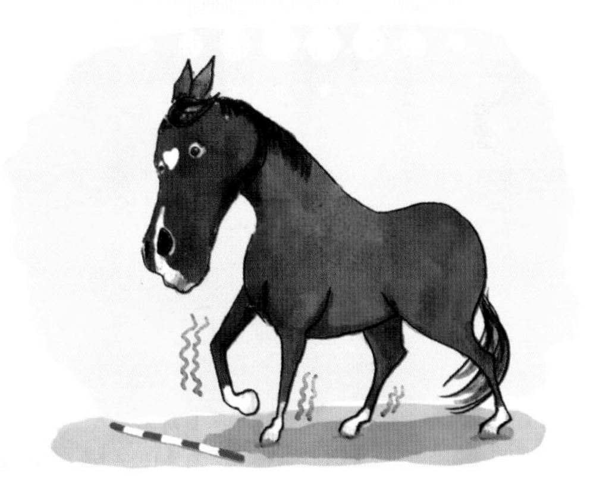

魅力 7 藉由幸福賀爾蒙 浮現出幸福感

馬對人類充滿著愛意。藉由接觸到那樣的馬而分泌出的「催產素(oxytocin，別名幸福賀爾蒙)」就會浮現出特別溫柔的情感。也可以擁有「自己是被愛的」這樣的情感，並且感到內心充實。

※ 實際上也有檢證出，即使沒有實際接觸到，而僅僅是遠眺也有緩解壓力、消除不安這樣的效果。

更直率地活著才好 馬與人類的世界

這本書旨在讓那些「感到現代世界生活困難的人」，透過了解馬的魅力，意識到自己應該有的樣子，並且能夠開拓自己應該要前進的道路……蘊含著這樣的情感。並非是正確答案，但在閱讀結束之前，希望你的內心能夠有起到小小的變化……。

馬的世界

我們不勉強自己

逍遙自在~

不要不要
不要的事情就是不要

我們非常耿直

人的世界

忍受著壓力的社會

努力直到成果出現

擁有高昂地意識

任何事情都會挑戰

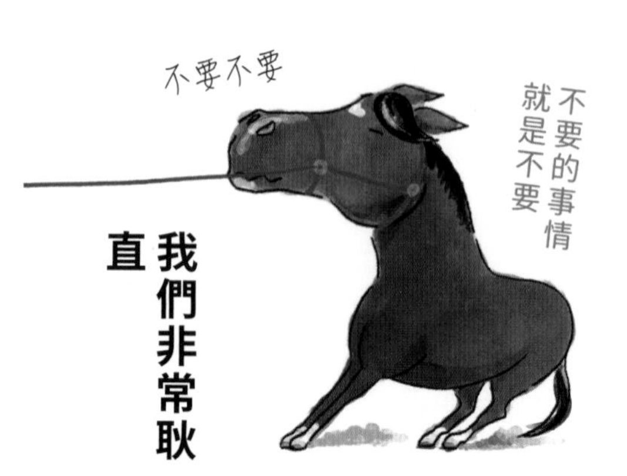

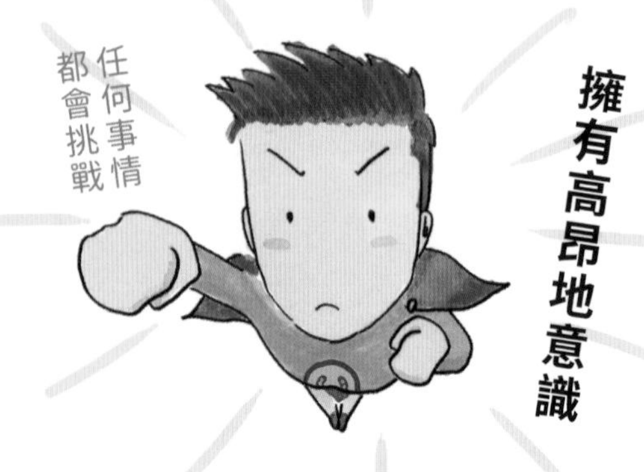

應該要會忍耐

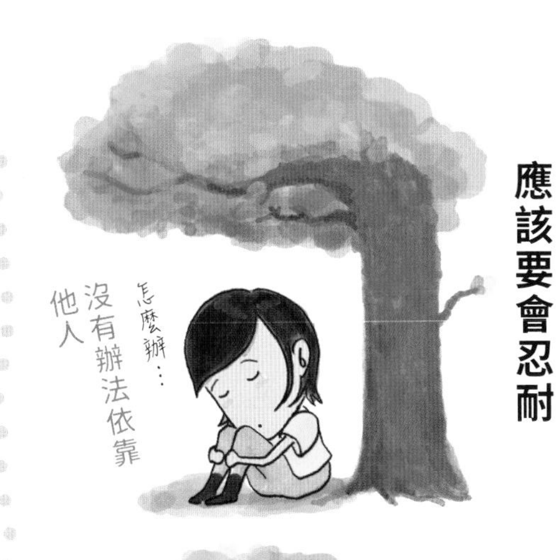

沒辦法示弱

真的很想說好辛苦⋯⋯

我們非常依賴他人

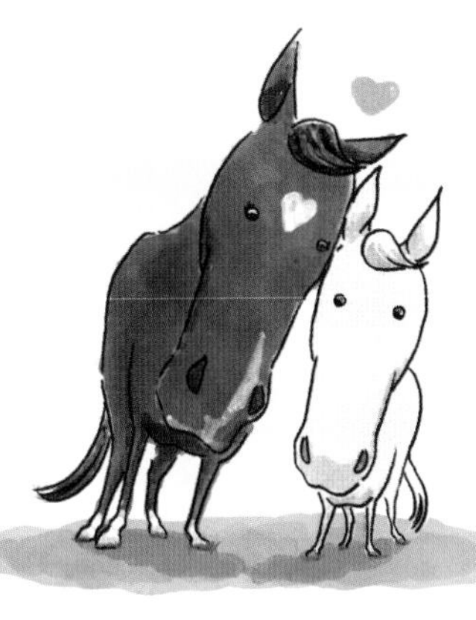

我們可以理解人類的心情

你不需要勉強自己喔！

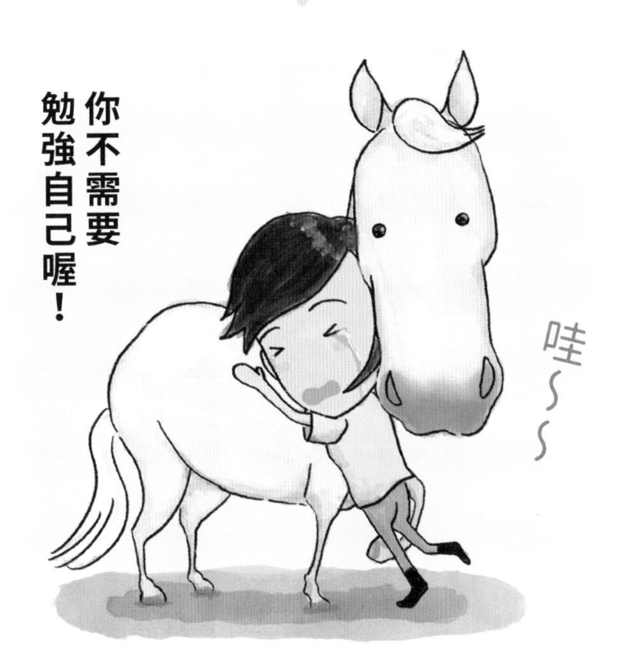

透過馬術療法
來消除不安、重新檢視自己

在動物輔助治療（Animal-Assisted Therapy）當中，近年來受到相當注目的是馬術治療（Equine-assisted therapy）。透過與馬的溝通或騎乘而回復身心健康這樣的手法，連憂鬱症、焦慮症、注意力不足過動症、自閉症等的症狀改善，也都有獲得醫學效果的認可。

什麼是馬術療法？

馬術療法是被稱為 Equine-assisted therapy 的一種動物輔助治療法，透過馬（也可以是驢等動物）的照顧、騎乘等活動進行，促進身心症狀的康復。不只限於成人，對於幼兒及十幾歲的青少年也都有成效。

馬術療法的歷史

有關馬能夠治癒傷者或負傷的人的觀念可以追溯到古羅馬時代，甚至被稱為醫學之父的希波克拉底(Hippocrates)也提到過它們的治療能力，有相關的文章記錄。

藉由馬術療法得到的效果

❶身體的效果

乘坐馬匹，必須維持姿勢並且取得平衡。騎馬時由於使用到全身的肌肉，自然地肌力也會增強，對身心的回復也有相當的效果。

❷心理的效果

透過與馬的親密接觸，能夠產生安心感。藉由讓心靈平靜下來可以緩解壓力，減輕不安感、恐懼感和孤獨感等。

具體的效果

◆ 消除與人群接觸的恐懼感

有創傷後壓力症候群（PTSD）、心理障礙等經驗的人，對人與人之間的接觸是恐懼的。但藉由與馬之間的聯繫，可以漸漸地恢復與他人之間的溝通。

◆ 恢復自信

透過馬的照顧、1 個人的騎馬經驗，能夠增進自信心與責任感。

◆ 即使不能對話也能溝通

對於敞開心胸這件事感到困擾、或是感到嫌惡的場合時，和馬相處時即使不能對話也能溝通、能產生出安心感。

◆ 藉由與馬之間信賴關係的培養能夠達到信任自己、愛惜自己

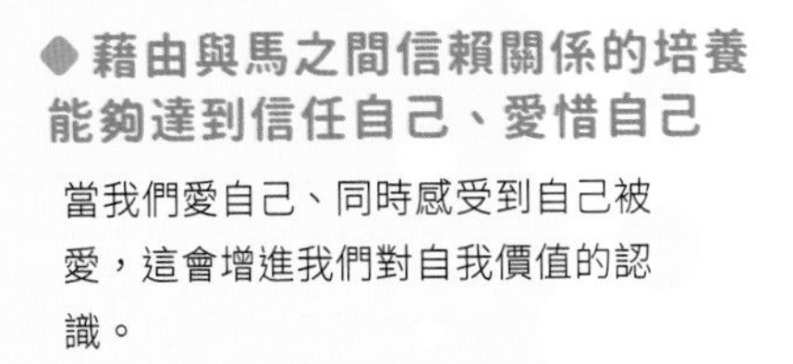

當我們愛自己、同時感受到自己被愛，這會增進我們對自我價值的認識。

◆ 消除不安

對於自己的過去、將來感到恐懼而產生不安。這時候跟馬一同相處，就能集中於眼前的工作而消除不安的感覺。

◆ 藉由照顧馬達到自我的控制

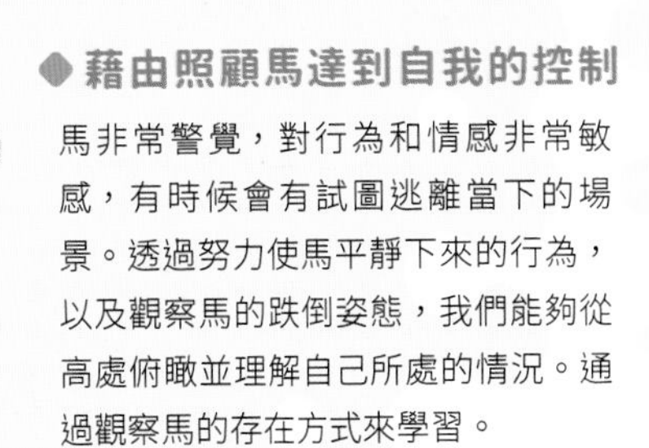

馬非常警覺，對行為和情感非常敏感，有時候會有試圖逃離當下的場景。透過努力使馬平靜下來的行為，以及觀察馬的跌倒姿態，我們能夠從高處俯瞰並理解自己所處的情況。通過觀察馬的存在方式來學習。

◆ 變得可以控制衝動的情感

藉由接觸到沉穩的馬，而讓自己的內心跟著穩定，變成可以抑制衝動、控制自己的情感。

◆ 馬步行時的律動可以刺激大腦

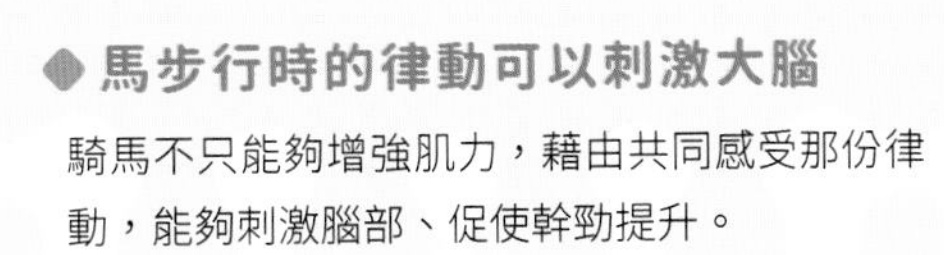

騎馬不只能夠增強肌力，藉由共同感受那份律動，能夠刺激腦部、促使幹勁提升。

只要觀看照片就能調整自律神經的秘訣就是「療癒的馬匹寫真」與「催產素」

藉由馬的接觸能夠調整自律神經，即使只有觀看照片也十分有效果。其中的原因就是，療癒的馬匹寫真與稱之為幸福賀爾蒙的催產素。實際進行了自律神經調節的實驗，也獲得了令人驚嘆的結果。

什麼是療癒的馬匹寫真？

這是由療癒攝影師拍攝的照片，**傳達了從馬匹和拍攝地獲得的能量給觀看者**。這些照片展現了與馬建立起信任關係所獨有的安心表情、馬在自然環境中展現出的自然本能、以及捕捉到了在能量豐沛的土地上所感受到的強烈波動等等，能夠讓觀看者的心境變得輕鬆、溫暖。

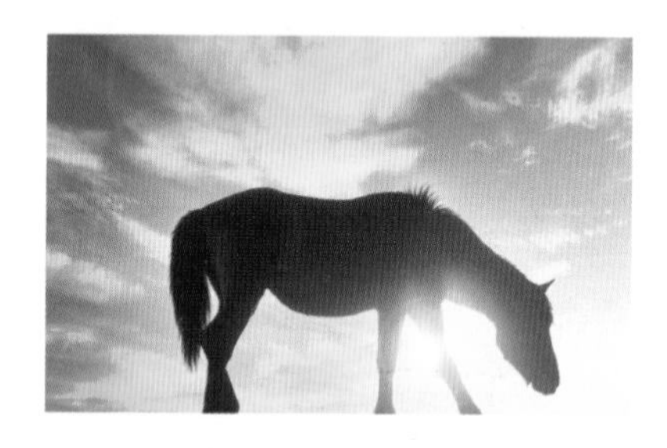

什麼是催產素？

催產素是由鼻腔深處的腦下垂體所分泌的激素，別名又被稱為「幸福賀爾蒙」。我們已知它會對 P.8 所介紹的「末梢神經」發揮作用，產生**子宮肌肉收縮、產出母乳與精子、形成骨頭**等而活動的激素。但是最近也有報告指出，對「中樞神經」的活動也有影響，他有著**修復自律神經、緩和壓力與不安、抑制痛覺的作用、以及改善自閉症**等等作用。

也有進行了催產劑鼻噴劑實驗，結果顯示增加催產劑會得到「信任感、活動量、母性行為和自律神經穩定」各方面都提高的效果。

增加催產素的方法

❶ **親密的對話**

❷ **緊握雙手**

❸ **擁抱**

❹ **聽喜歡的音樂**

❺ **凝視**

等等

目前尚未有關於食用什麼食物能夠攝取到催產素的報告，比起「要攝取什麼食物呢？」更重要的是「吃飯的對象？要用什麼方式用餐？」才能影響催產素的分泌。

1 天 8 次的擁抱能夠釋放腦內的催產素！此外，關於按摩，我們已知在接受按摩者以及施術者都會分泌更多的催產素。

研究結果也說明，當飼主注視著寵物犬時，尿液中的催產素也會增加。當我們注視著一個沒有攻擊性、建立了信賴關係的對象物時、或者被注視時，我們的自律神經就得到了調節。

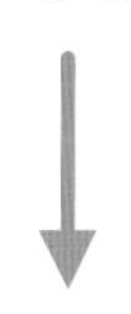

實際上只要注視就能調整自律神經嗎？

■ 實驗內容

測量馬的寫真觀看前與觀看後，因心跳、脈動而影響交感神經與副交感神經產生的變化。

■ 受測人數

9 名

■ 結果

9 名當中的 8 名，在接受觀看寫真後的測量中，「TP（Total Power，全頻、總能量，全部心跳期間之變異數、高頻、低頻、極低頻的總和。）指標的數值上升了」。

TP($^{m}/_{s^2}$)		
	前	後
33 歲女性	555.44	1386.35
31 歲女性	2393.87	2540.54
37 歲女性	572.18	602.18
30 歲女性	760.83	886.62
37 歲女性	571.15	1003.08
44 歲女性	1197.67	1876.89
36 歲女性	3534.25	4736.16
23 歲女性	4177.15	4233.4
42 歲女性	955.31	662.14

由此可知，有 8 位受測者在看了這些照片後，心情變得平和，自律神經也得到了調節。

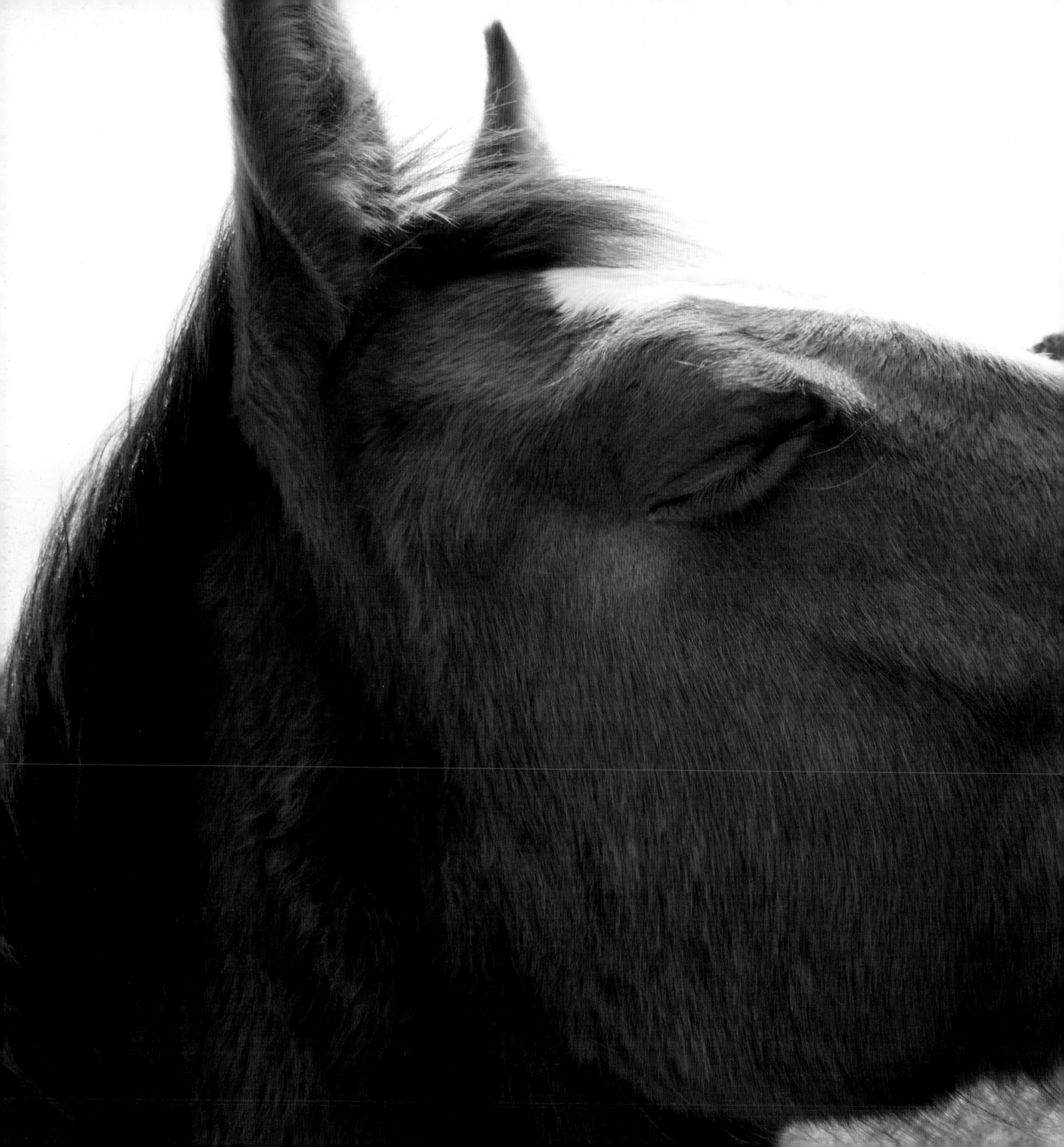

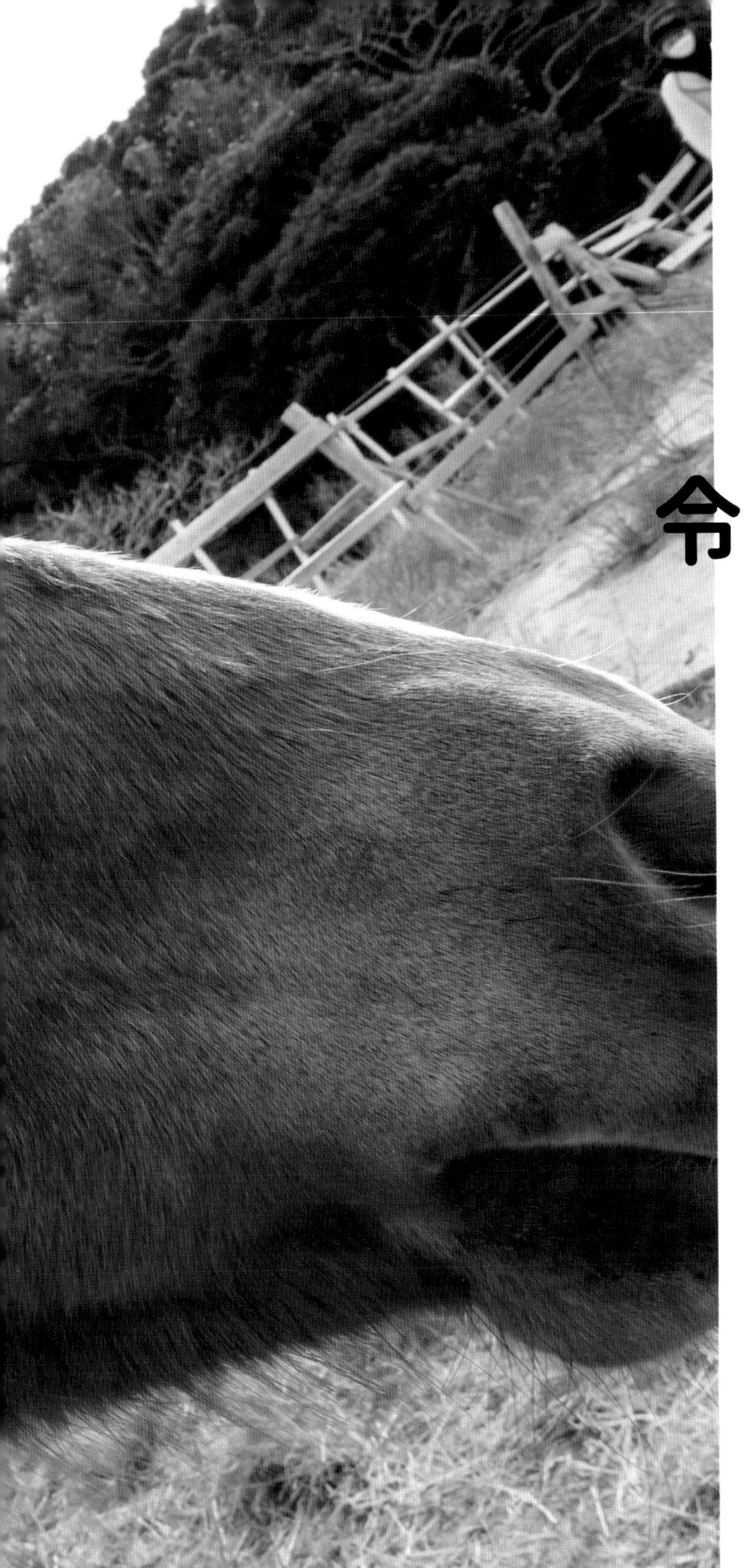

CHAPTER 1

令人不自覺地展現微笑的馬兒表情

僅僅是注視就可以調節自律神經。當我們盯著馬的眼睛觀看時，是否感到被療癒的感覺？然後不自覺地發出輕聲的笑呢？

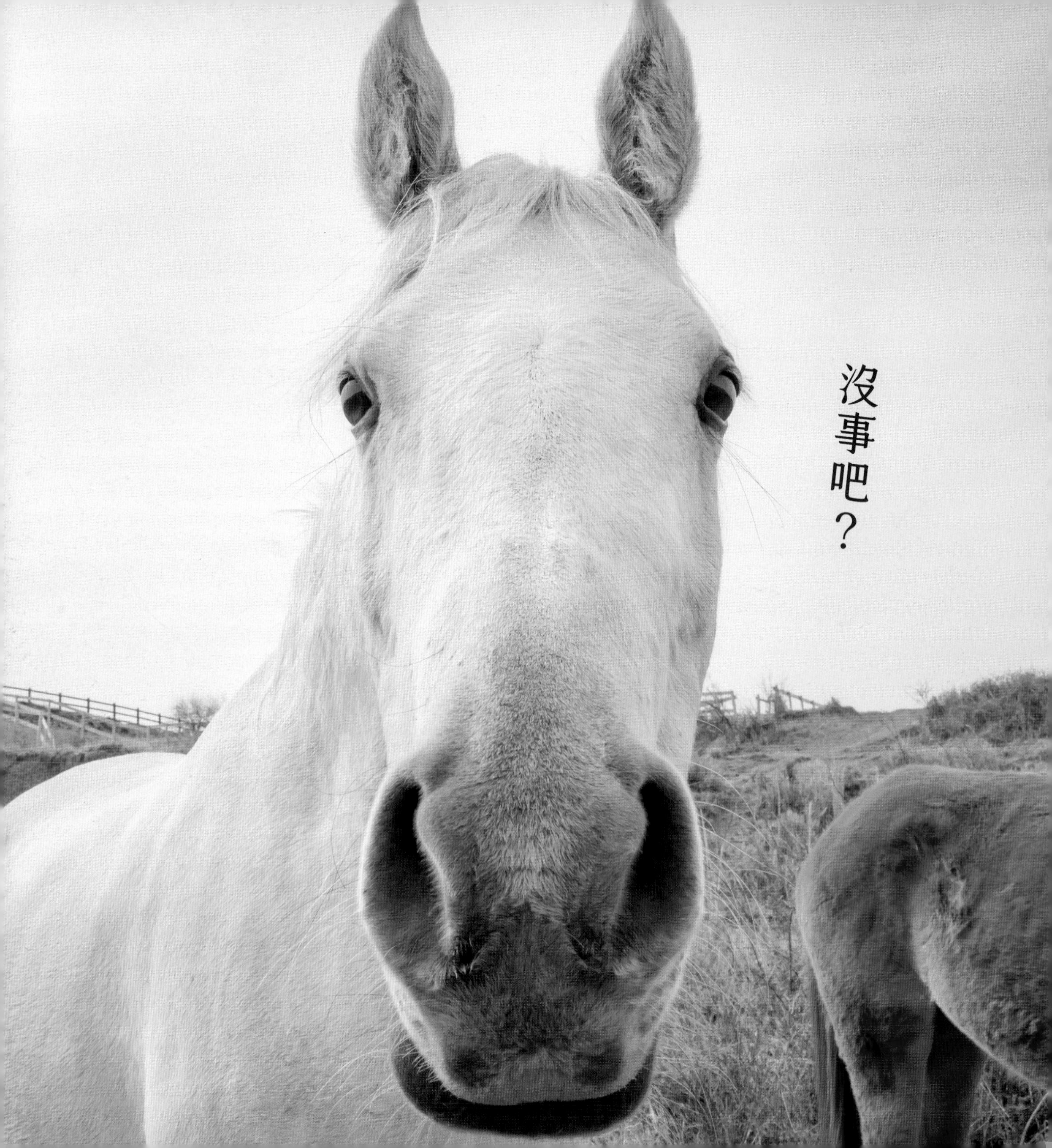
沒事吧？

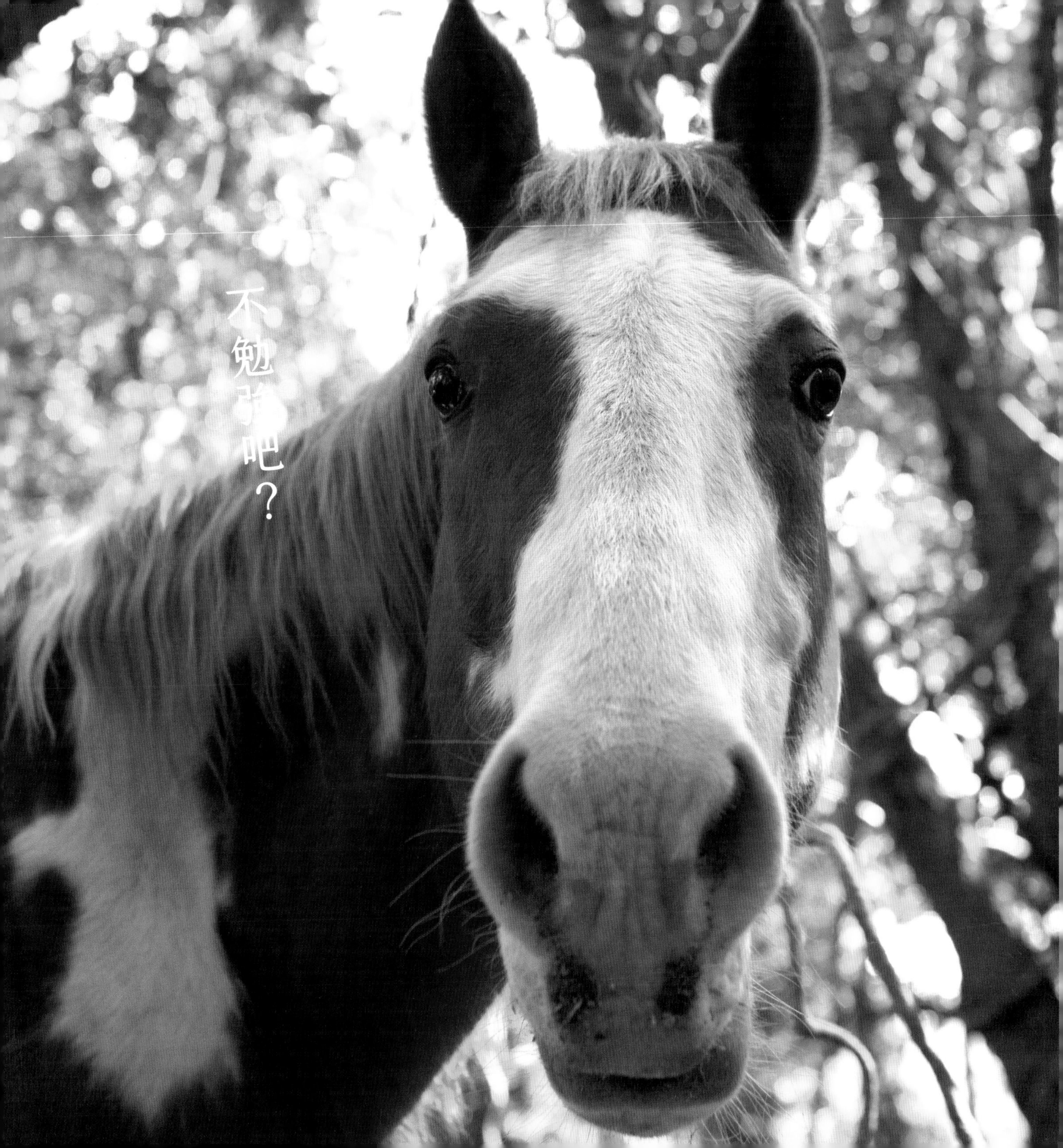
不勉強吧？

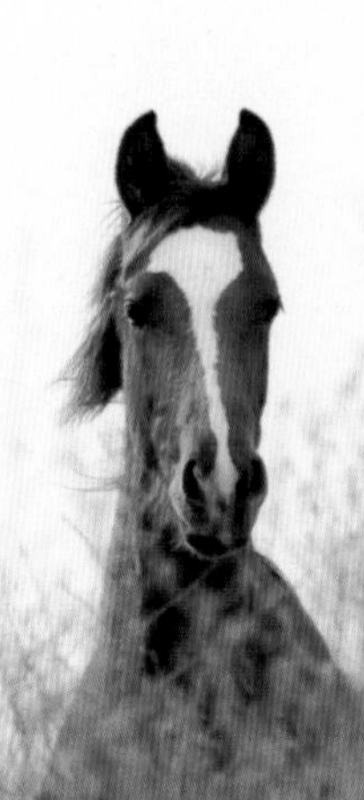

有時候也會想
逃避吧！

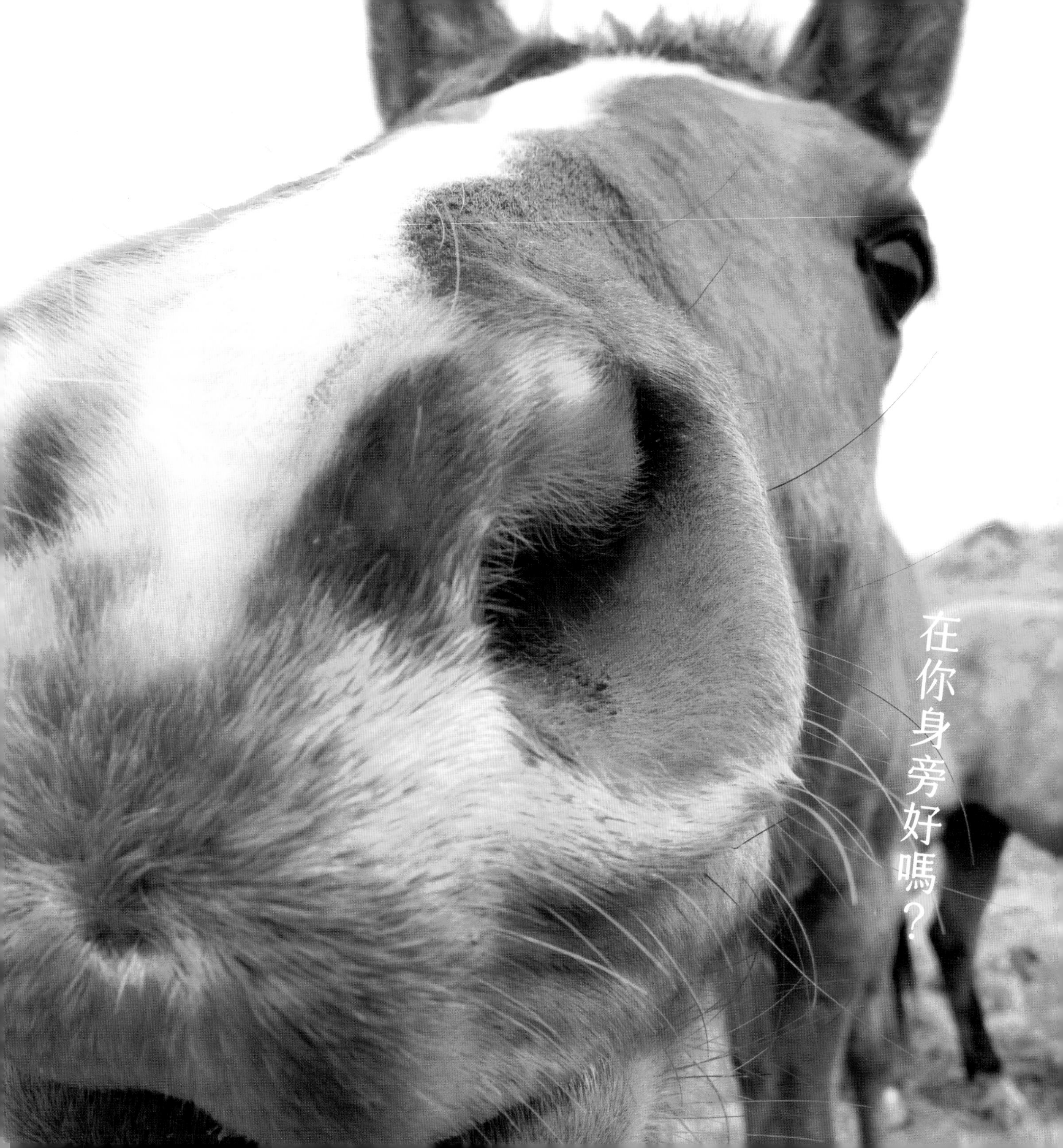
在你身旁好嗎？

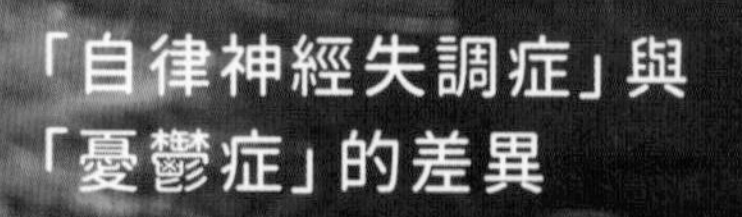

「自律神經失調症」與「憂鬱症」的差異

調整自律神經的
重點建議

UMA
memo

「自律神經失調症」是由壓力等因素引起，開始時會有倦怠感，接著出現暈眩、心悸、無法入睡等身體失調的症狀。雖然有明確的症狀，但大部分的人即使到醫院也檢查不出什麼特別的病症，被不明原因的身體失調所困擾著。另一方面「憂鬱症」則是因為腦內的神經傳達物質的分泌異常，對任何事物都不感興趣、有強烈的不安感與絕望感，導致對自己本身感到自責的一種「心理病」。

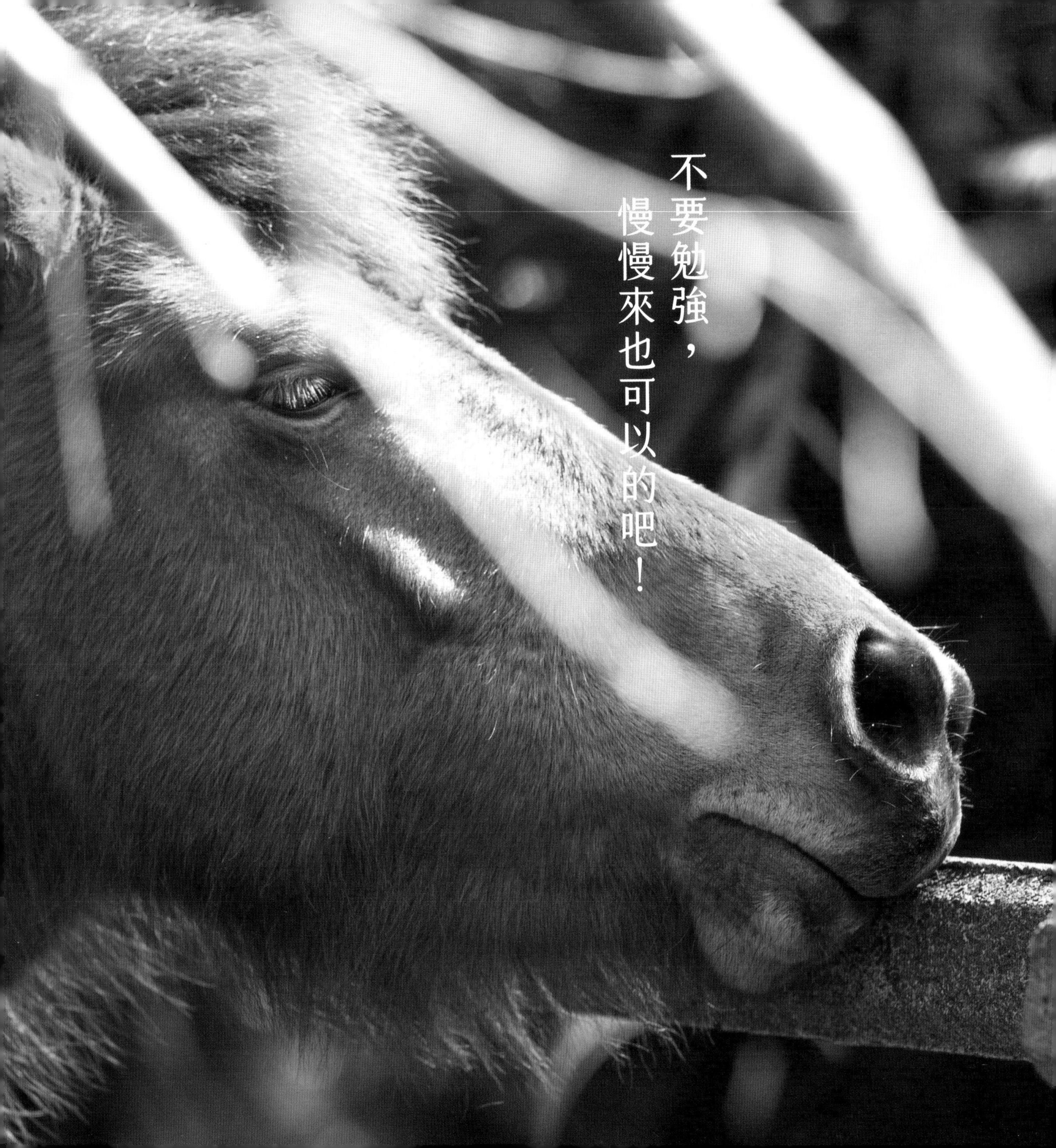

不要勉強，
慢慢來也可以的吧！

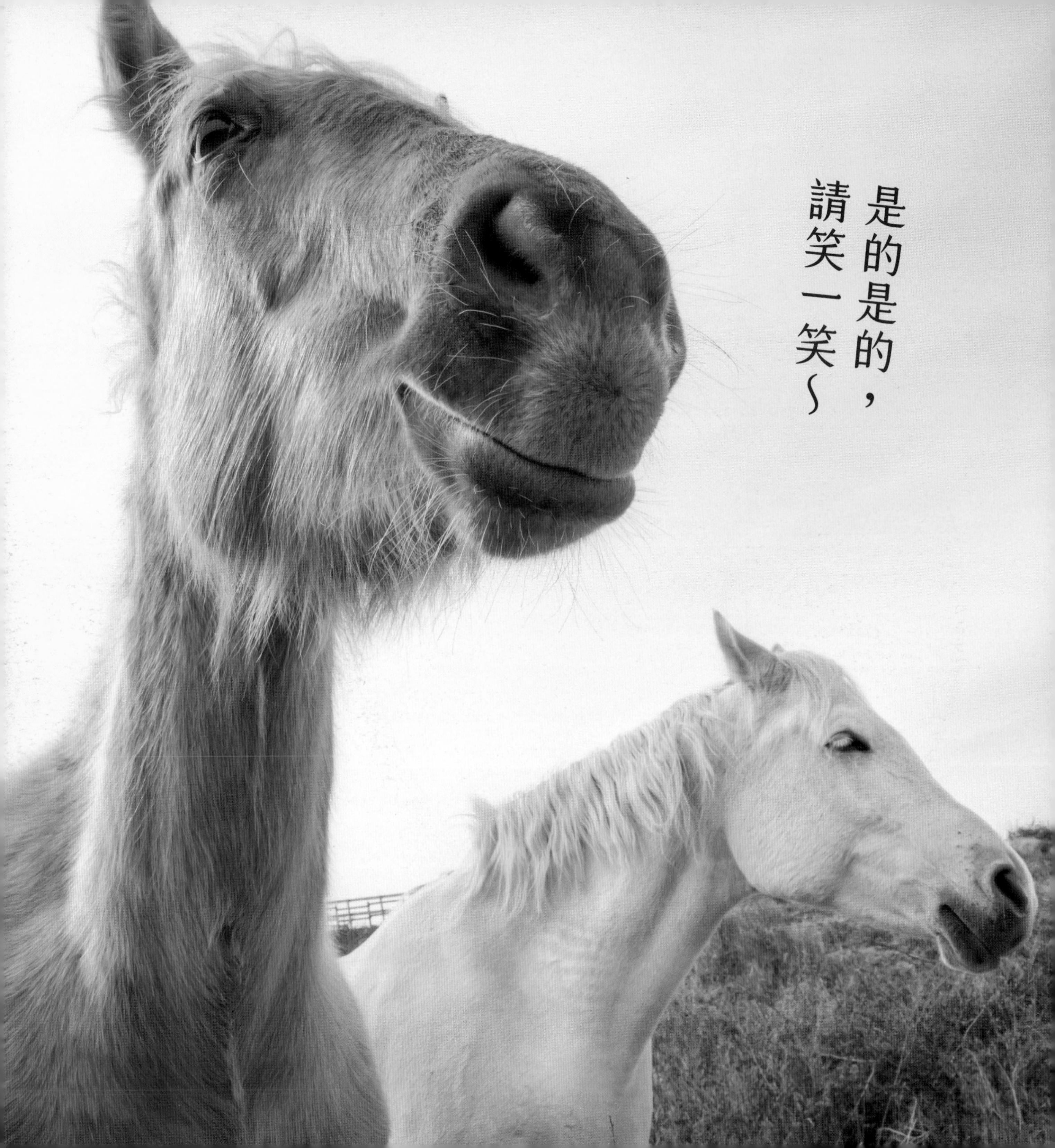

是的是的，
請笑一笑～

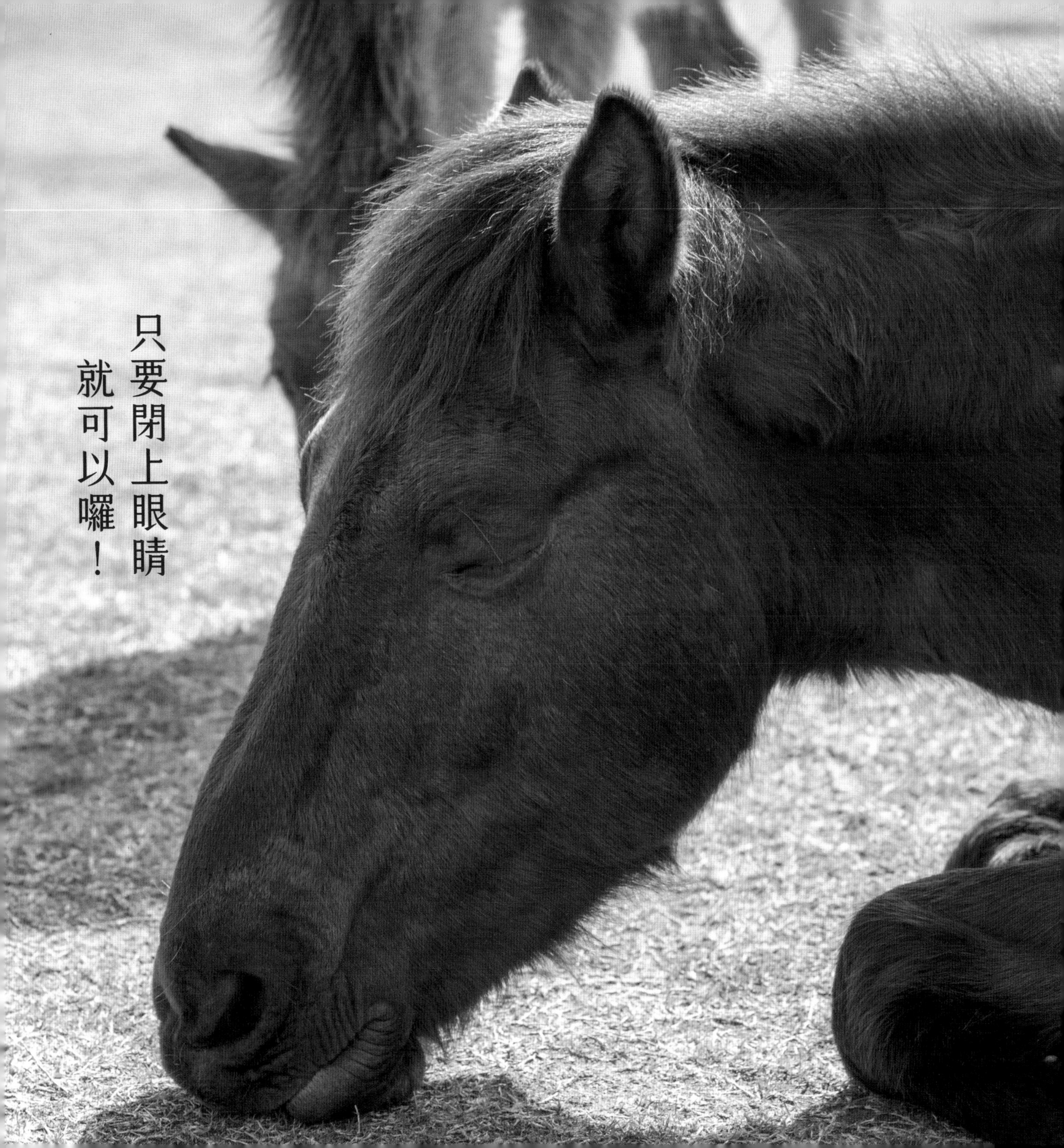

只要閉上眼睛
就可以囉！

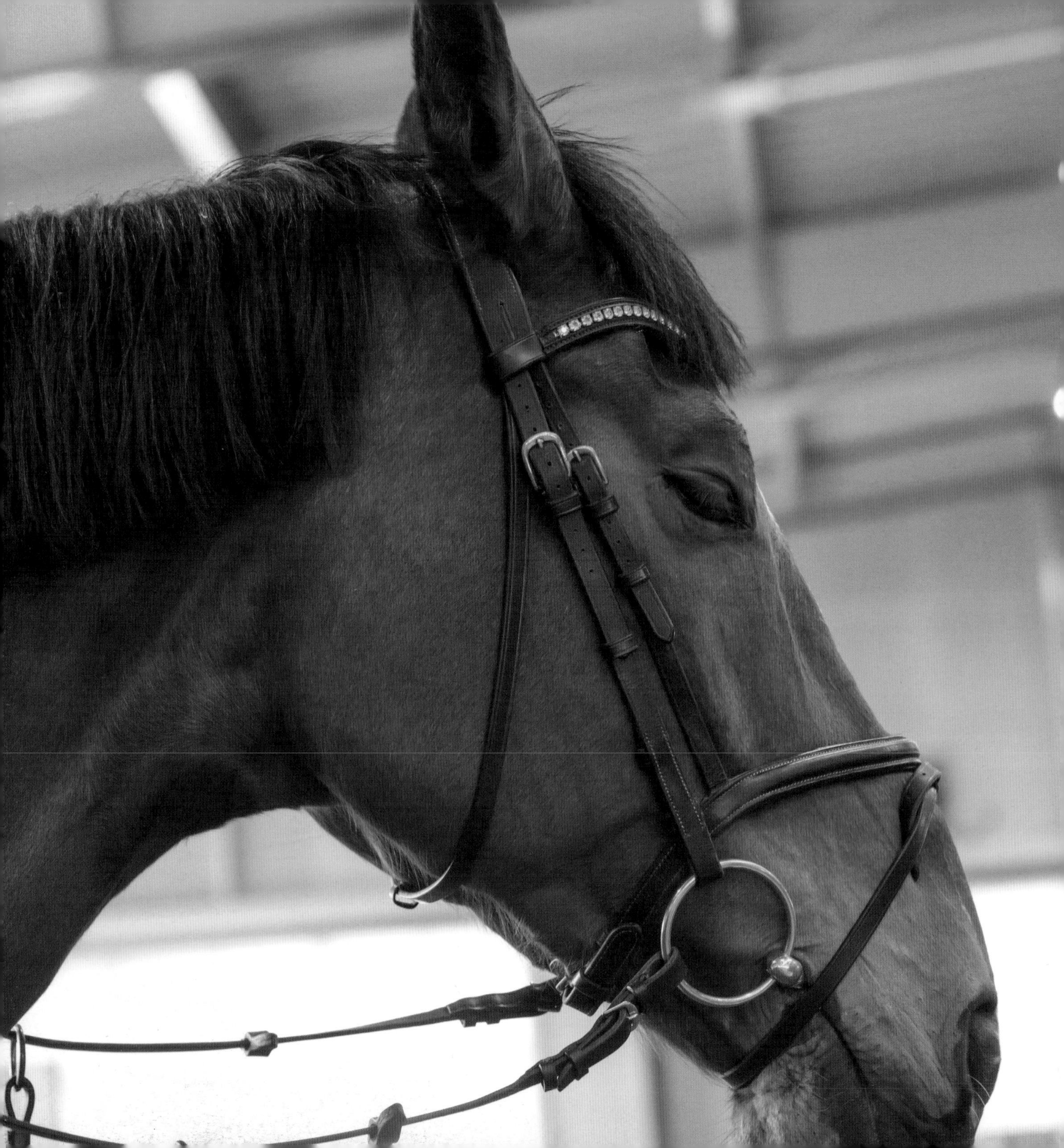

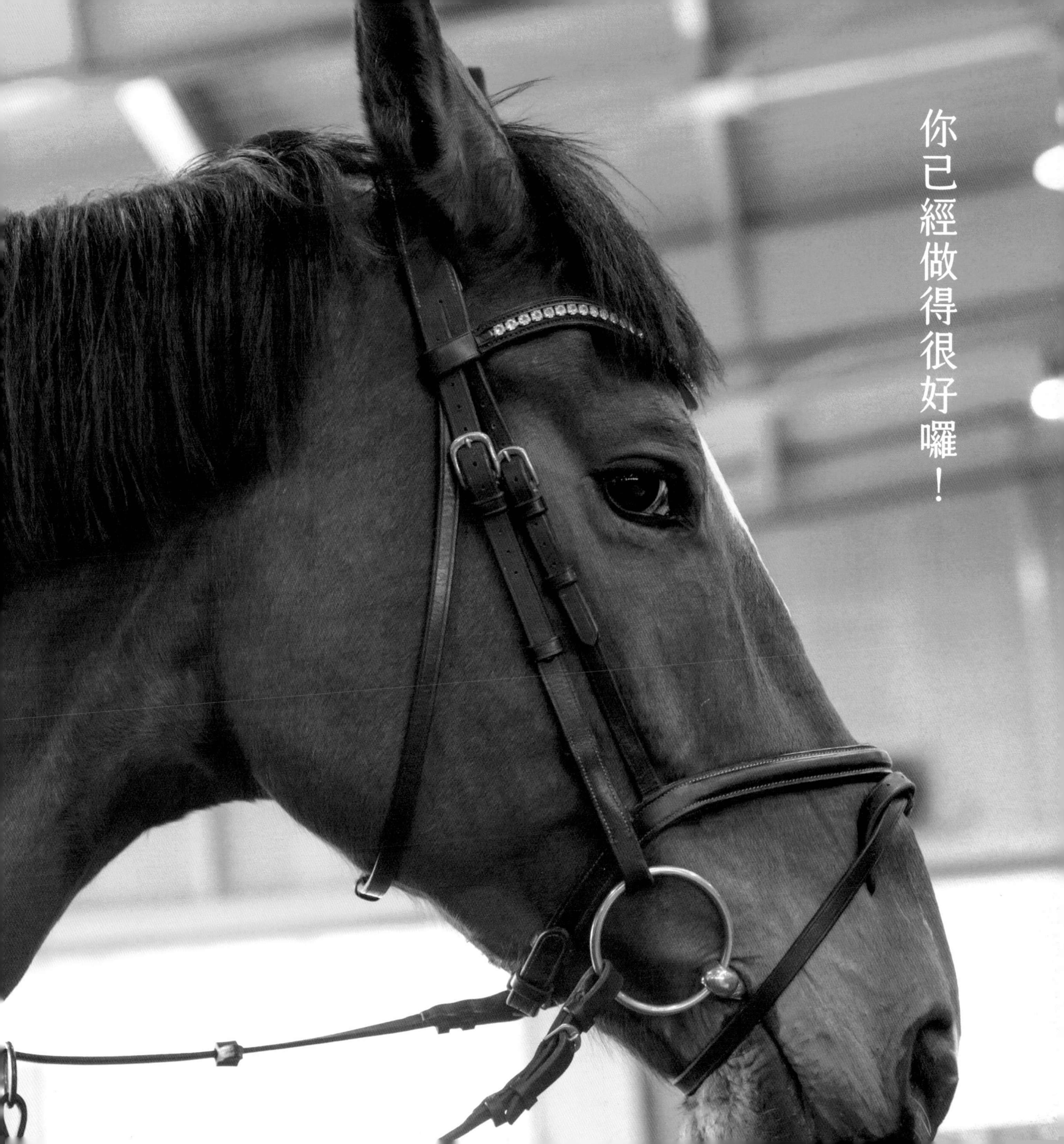

你已經做得很好囉！

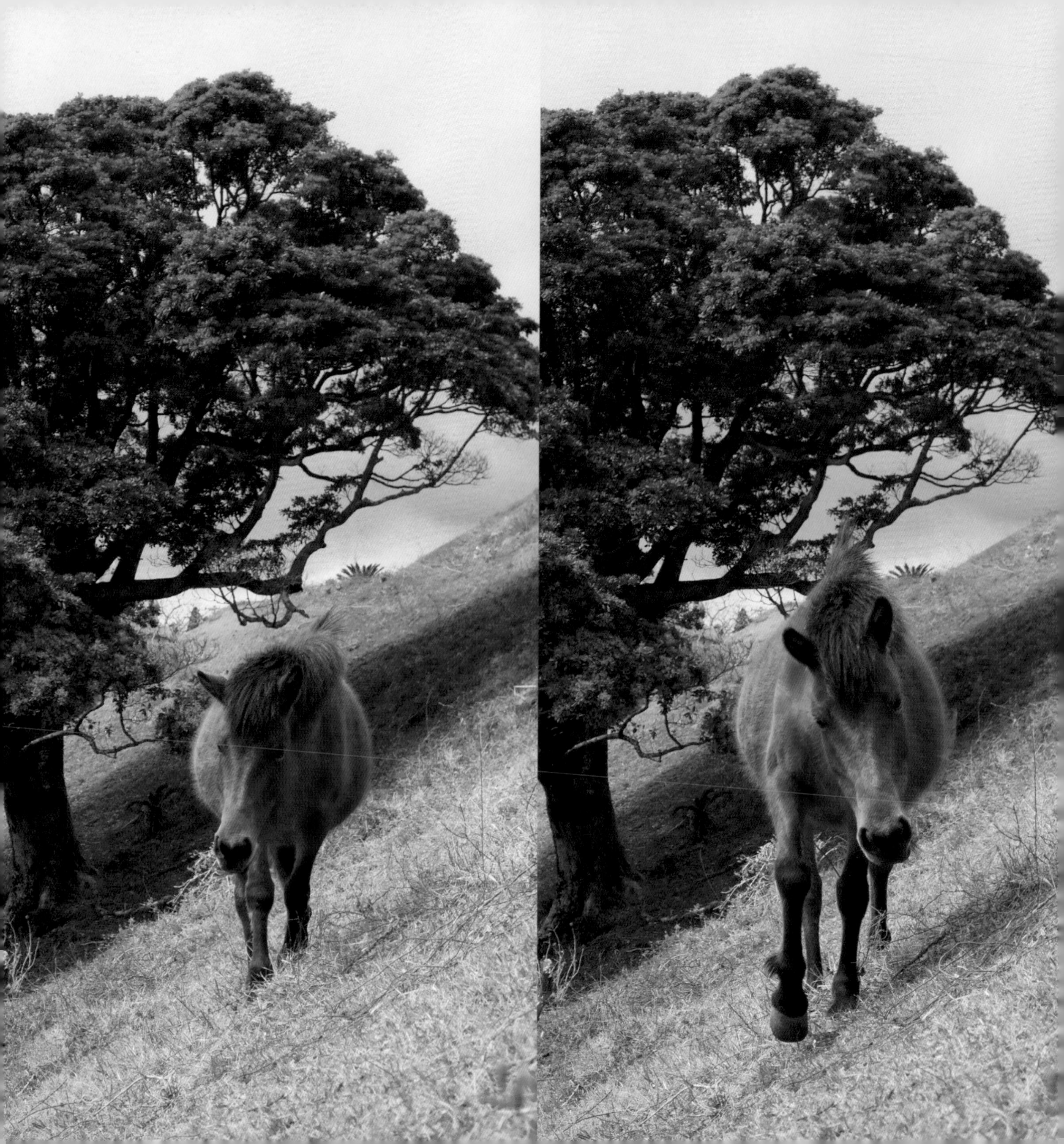

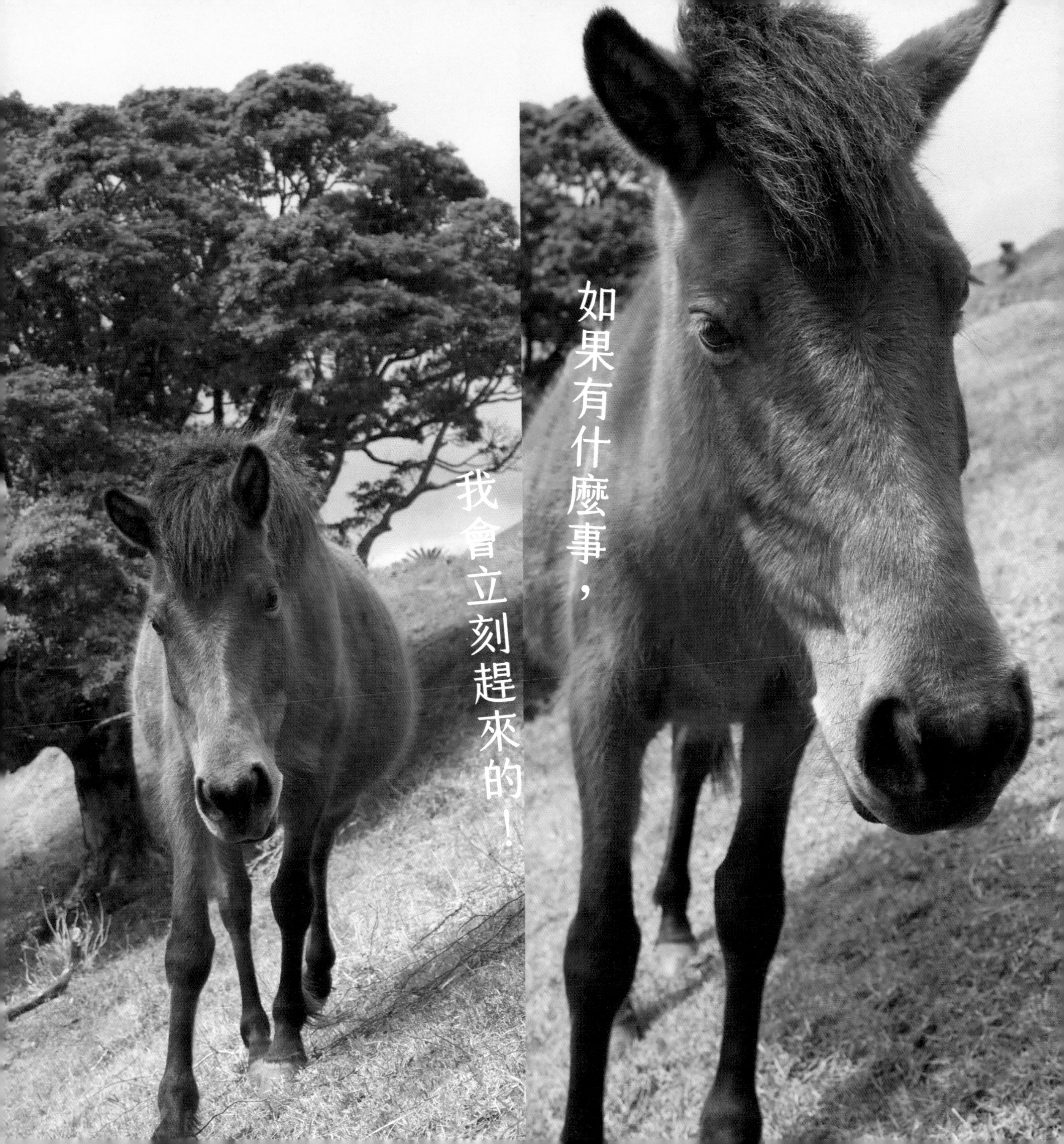
如果有什麼事，
我會立刻趕來的！

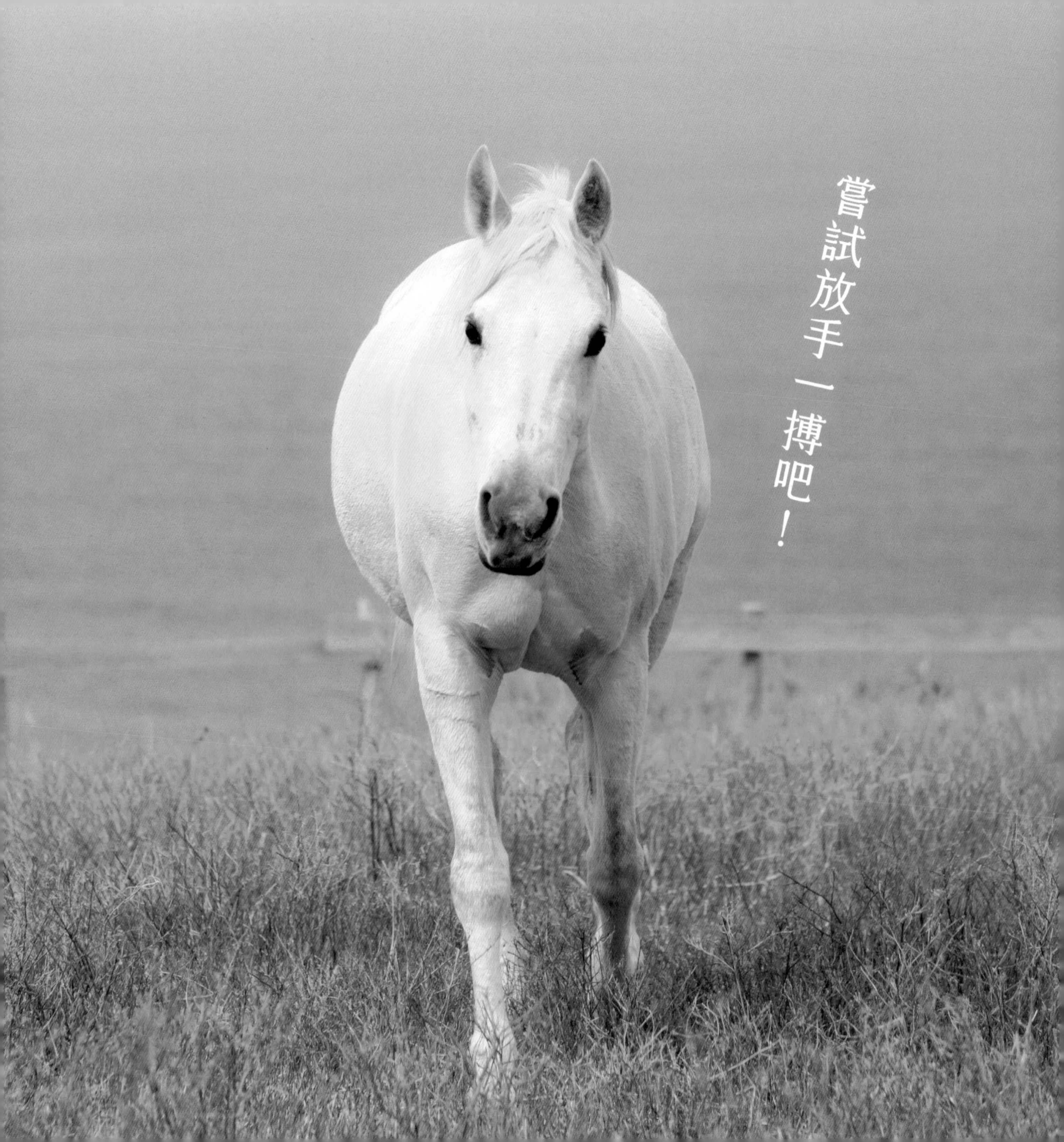
嘗試放手一搏吧！

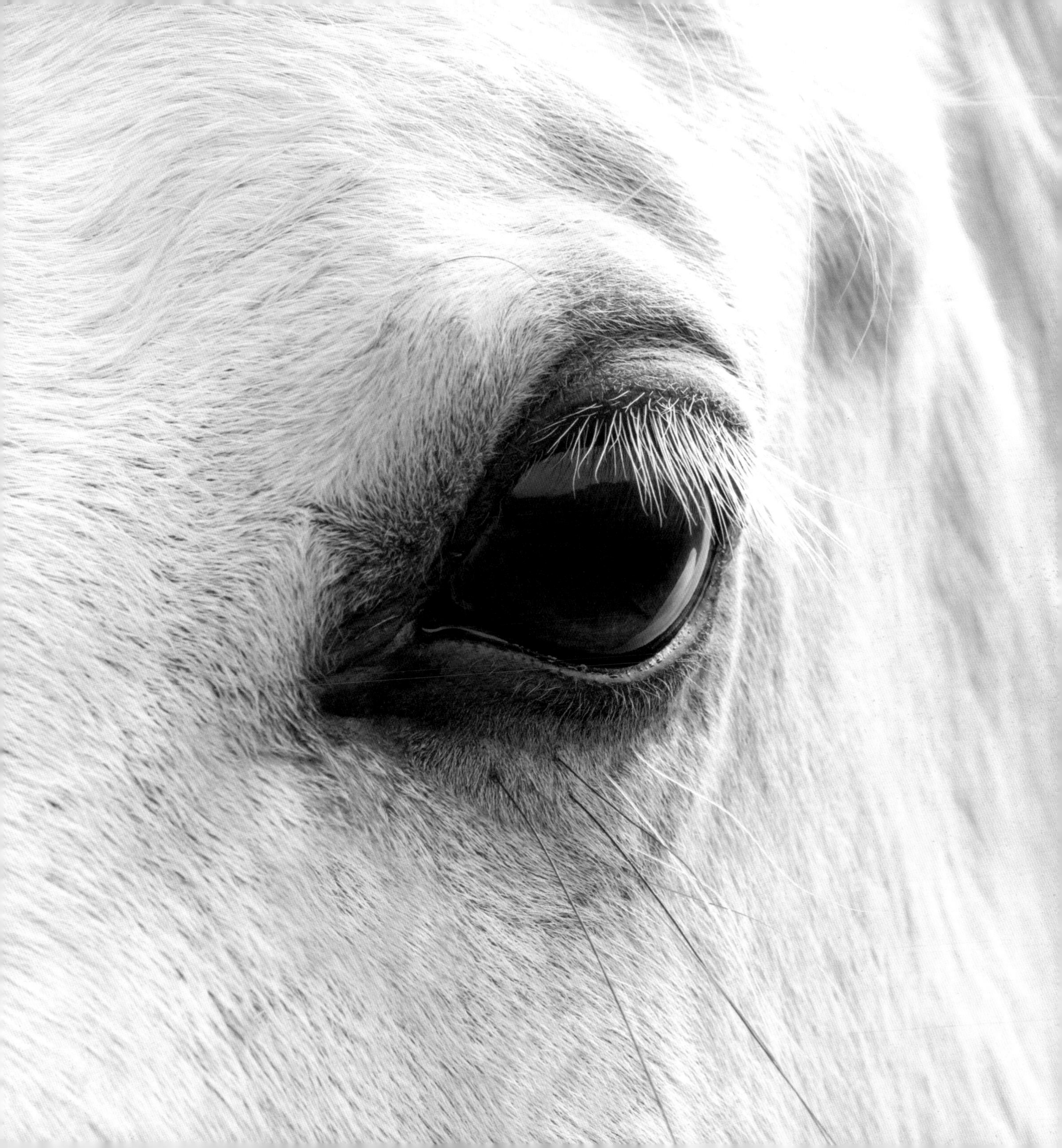

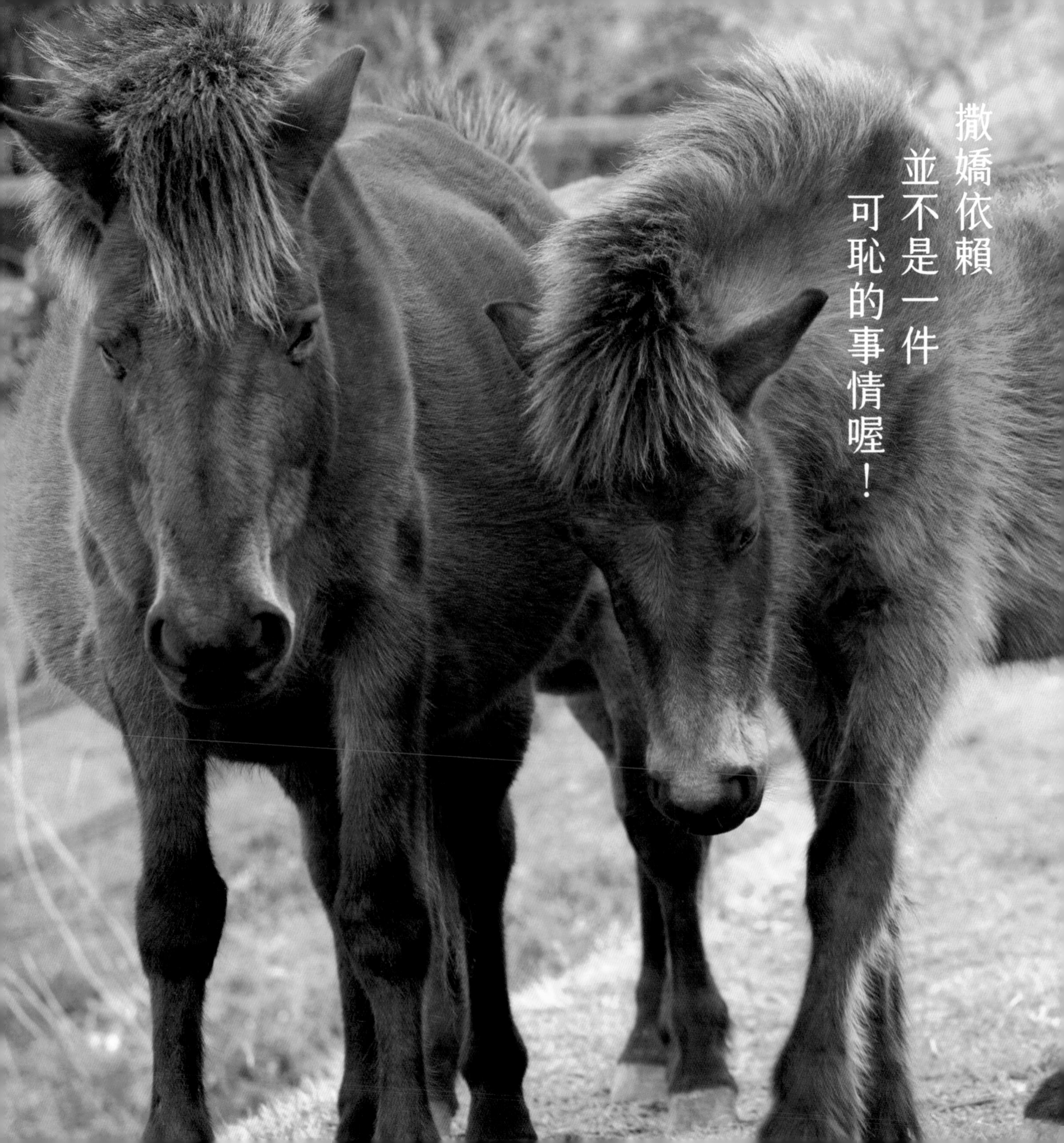

撒嬌依賴
並不是一件
可恥的事情喔！

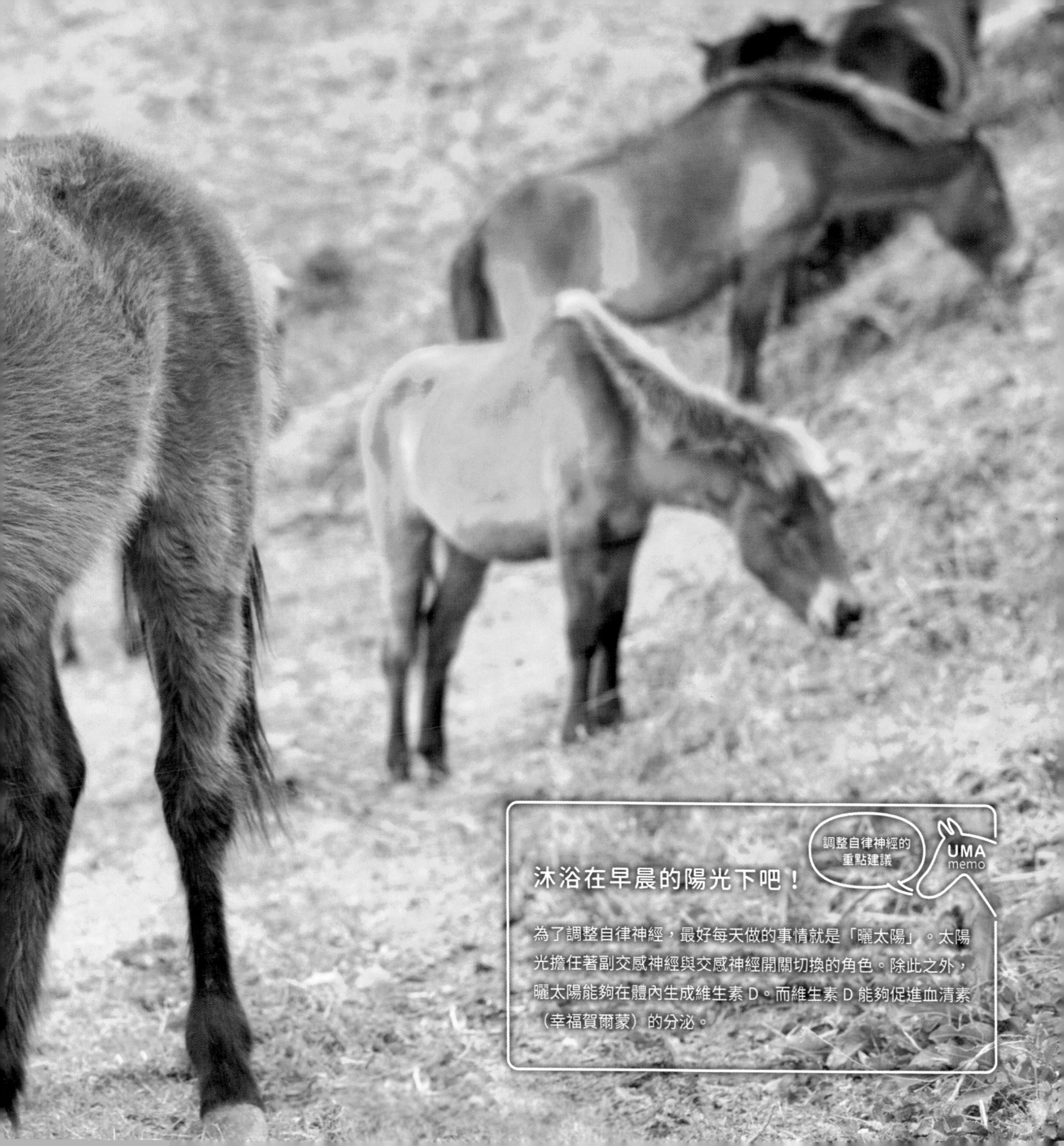

UMA memo

調整自律神經的重點建議

沐浴在早晨的陽光下吧！

為了調整自律神經，最好每天做的事情就是「曬太陽」。太陽光擔任著副交感神經與交感神經開關切換的角色。除此之外，曬太陽能夠在體內生成維生素 D。而維生素 D 能夠促進血清素（幸福賀爾蒙）的分泌。

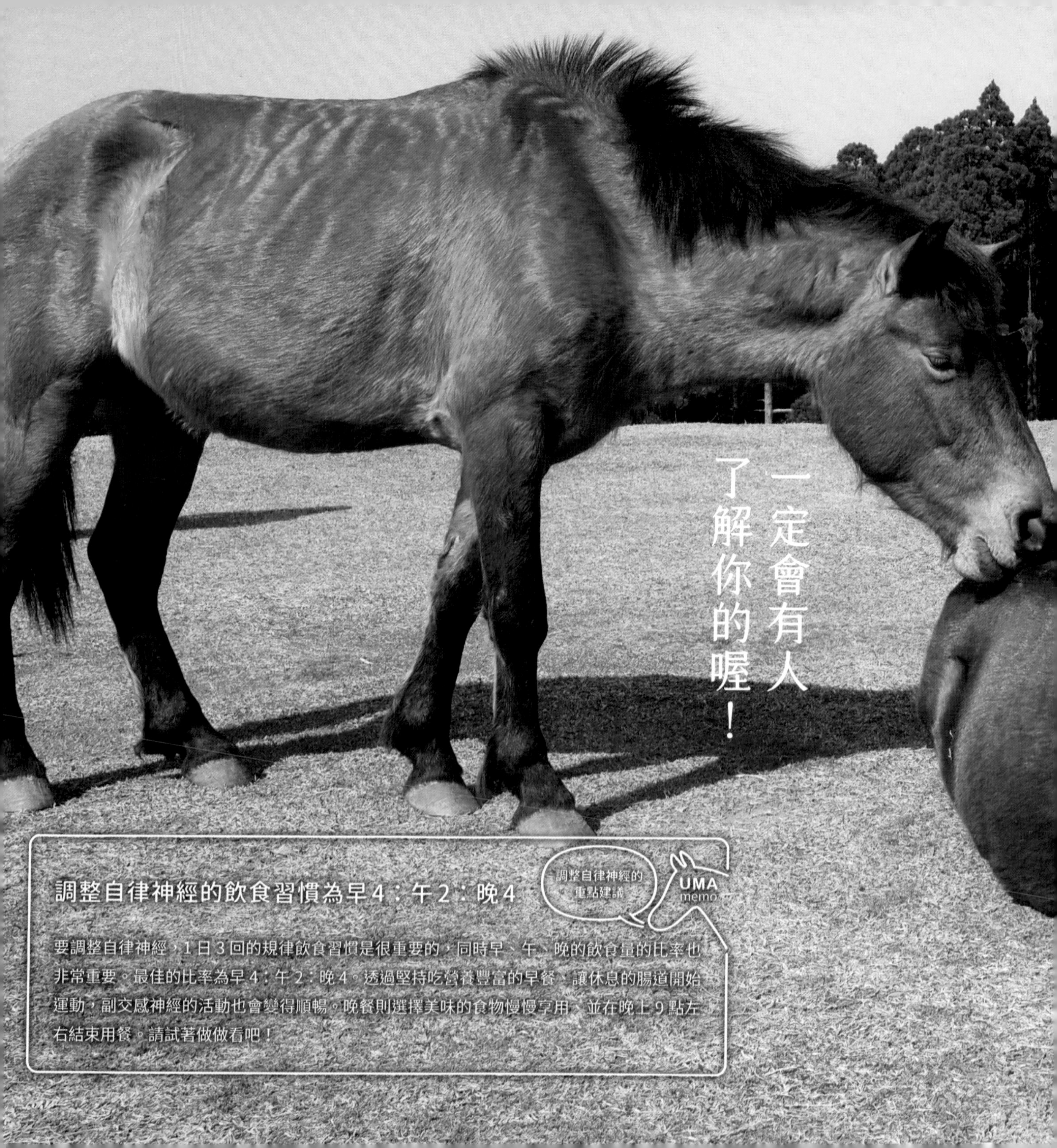

調整自律神經的飲食習慣為早4：午2：晚4

調整自律神經的
重點建議
UMA
memo

要調整自律神經，1日3回的規律飲食習慣是很重要的，同時早、午、晚的飲食量的比率也非常重要。最佳的比率為早4：午2：晚4。透過堅持吃營養豐富的早餐，讓休息的腸道開始運動，副交感神經的活動也會變得順暢。晚餐則選擇美味的食物慢慢享用，並在晚上9點左右結束用餐。請試著做做看吧！

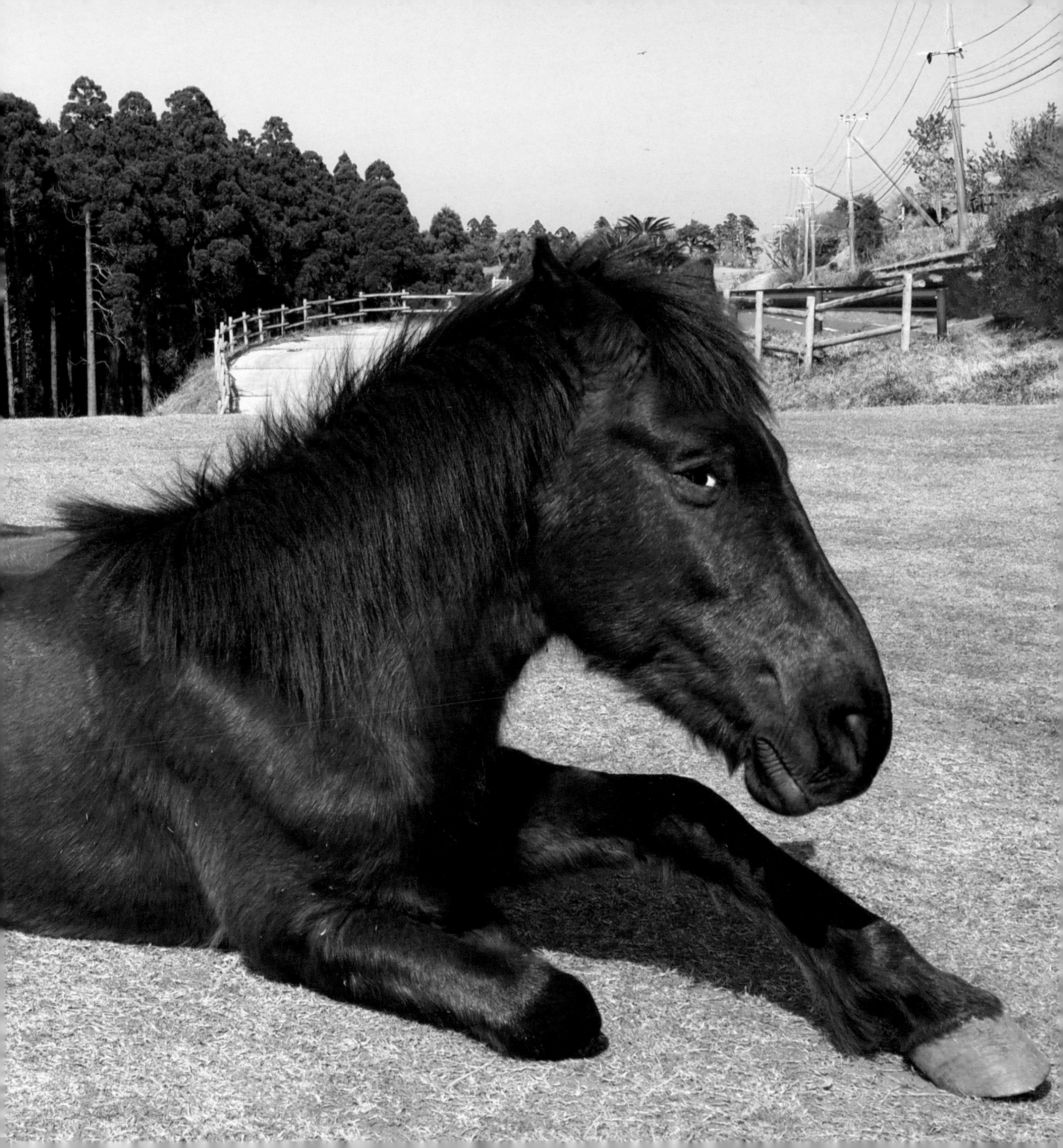

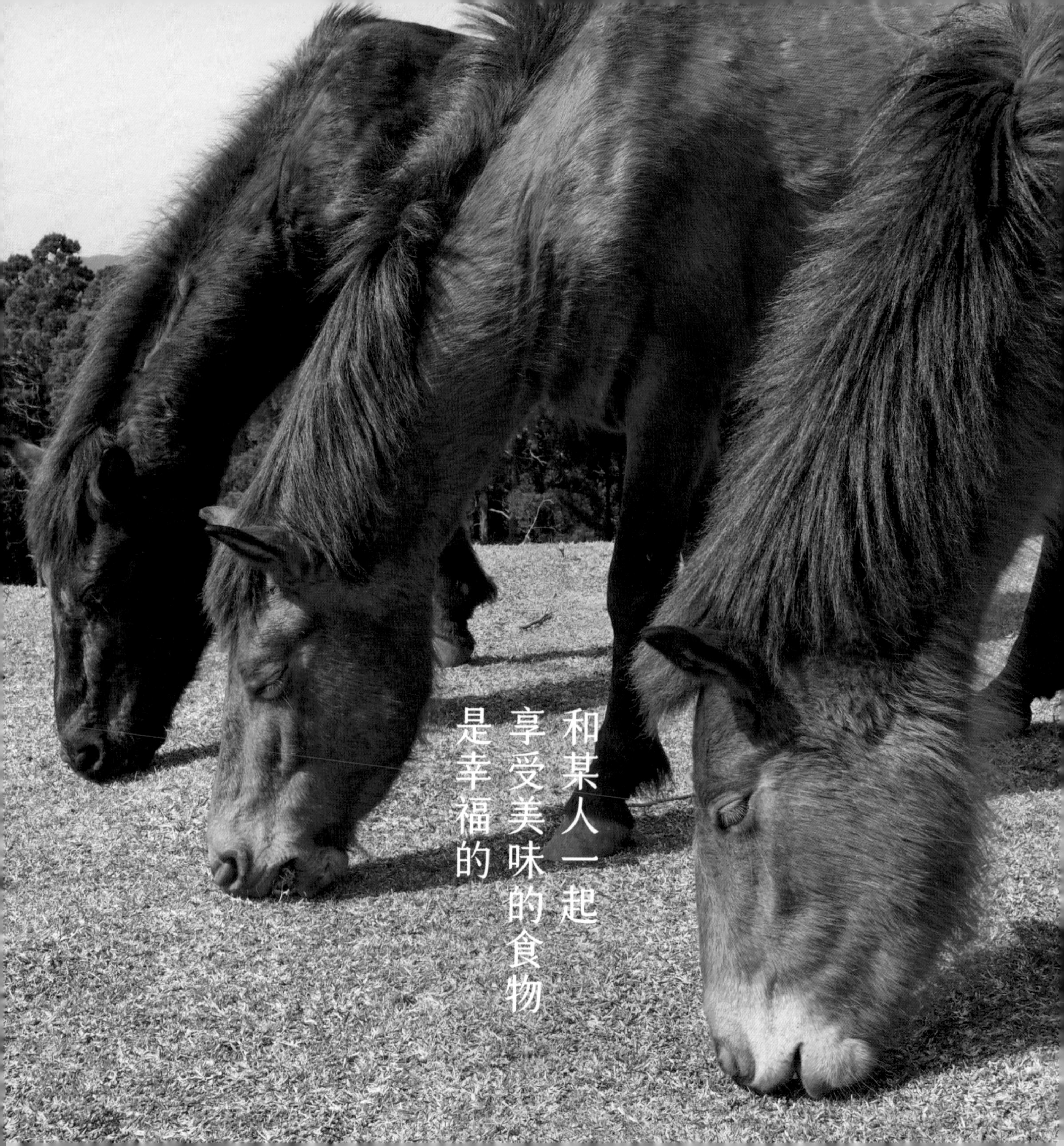
和某人一起
享受美味的食物
是幸福的

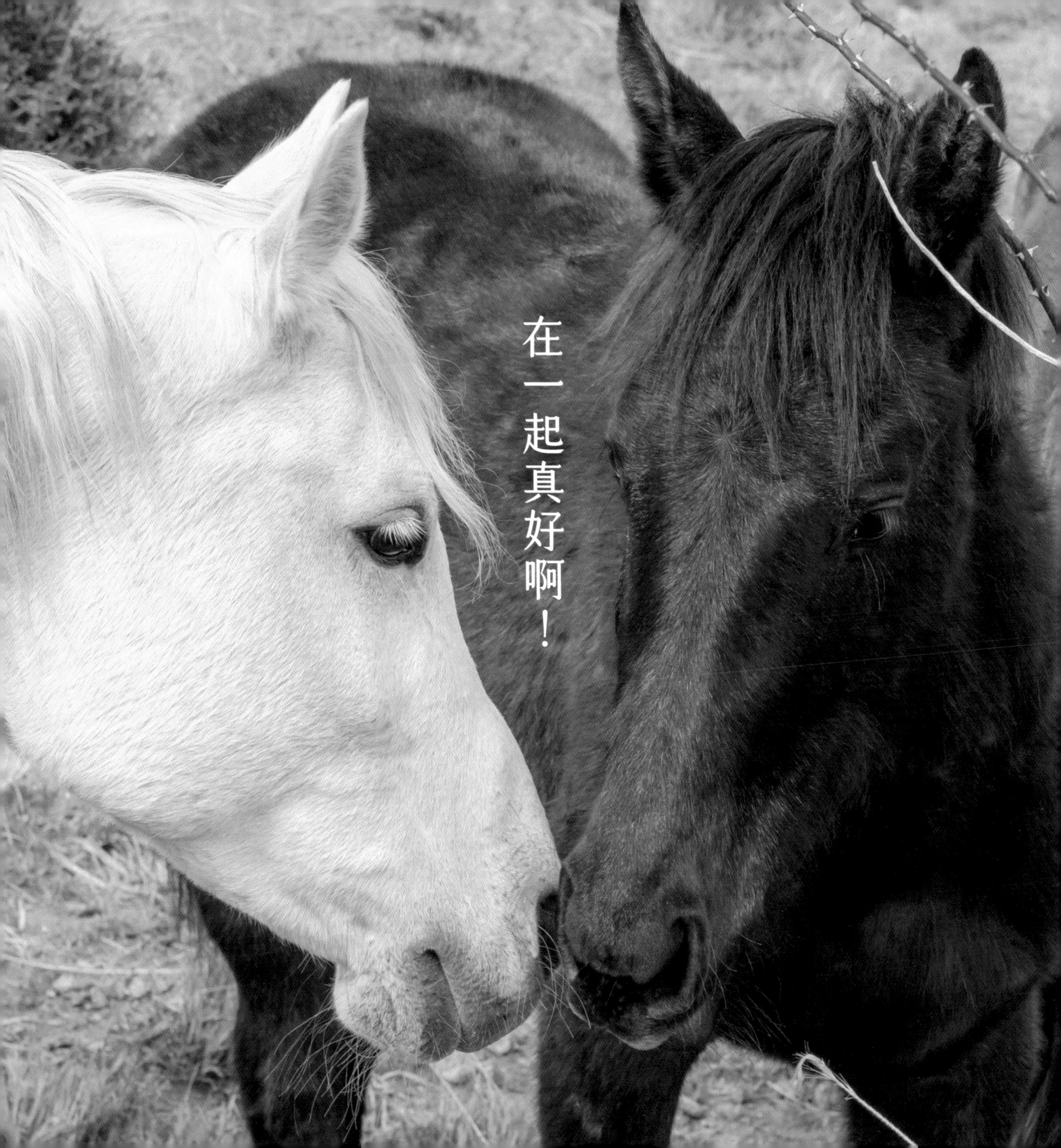
在一起真好啊！

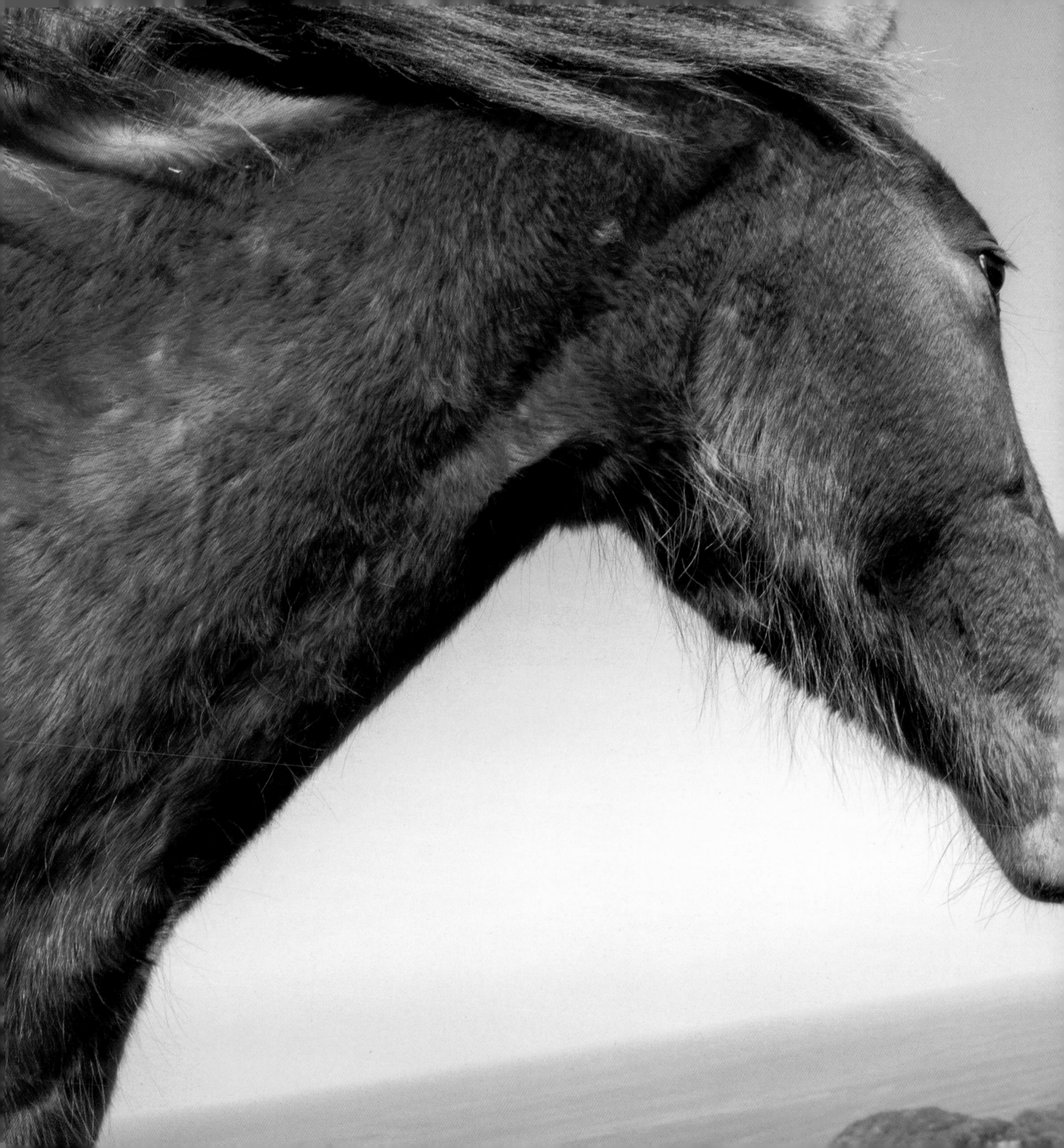

CHAPTER 2

讓不安心情瞬間消失的馬與風景

要調整「自律神經」，「呼吸」是非常重要的。遼闊的大海、清新空氣中的新綠、讓心情沉靜的皓月與星空。在觀賞那樣的美景與療癒的馬兒時，請務必放鬆心情、享受寧靜的時光。

馬上來嘗試調整自律神經的「1：2」的呼吸法

調整自律神經的重點建議

UMA memo

平常不會意識到的「呼吸」，也會跟自律神經的失調大有關係。當處於興奮或焦躁時，呼吸就會呈現「哈、哈」等，短淺而急促！我認為像這樣的經驗，幾乎所有人都有。為了讓副交感神經居於優勢，緩慢地深呼吸是非常重要的。因此，請務必意識到從鼻子吸氣 3~4 秒、接著噘嘴吐氣 6~8 秒的「1：2 的呼吸法」，嘗試看看吧！

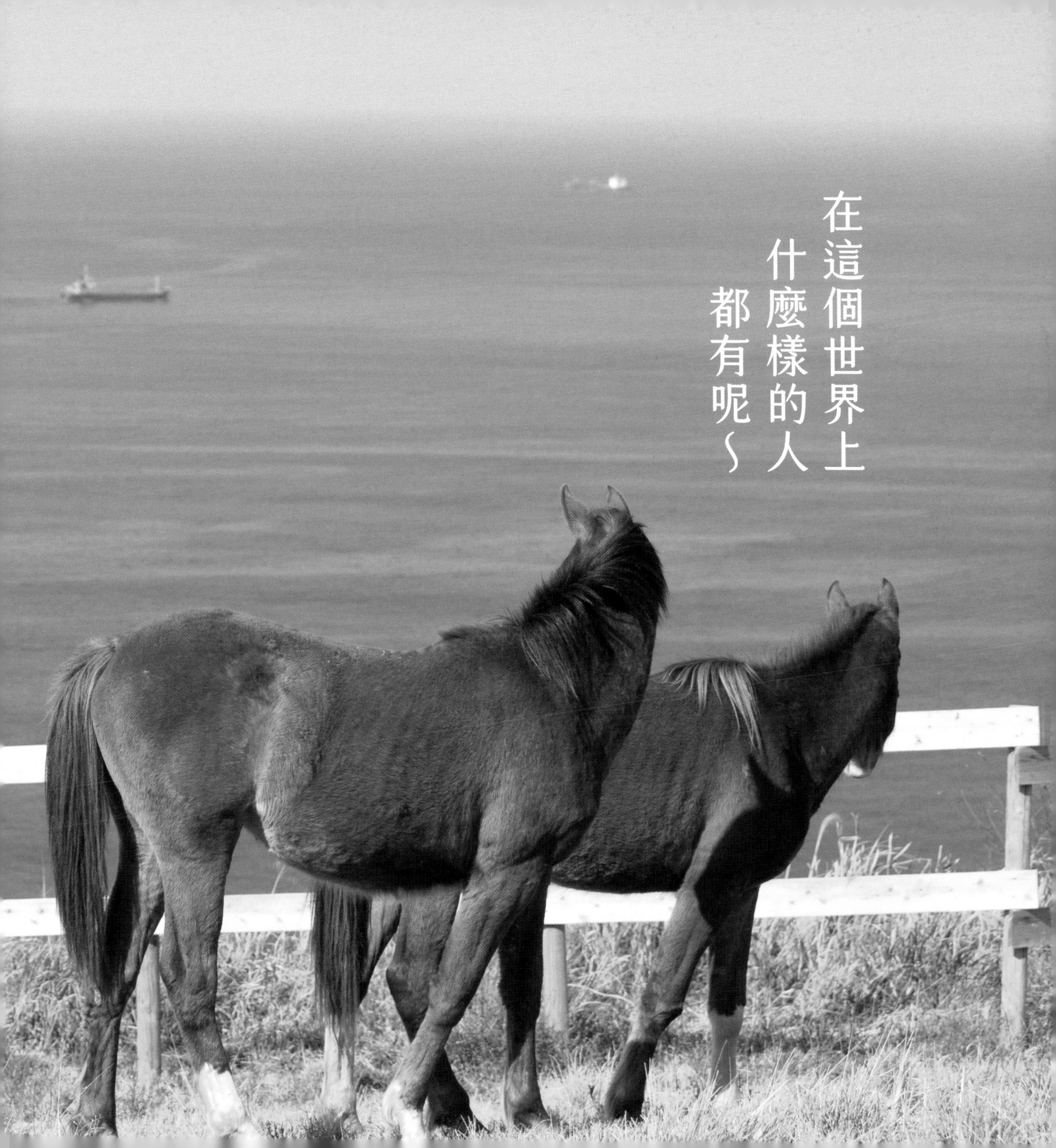
在這個世界上
什麼樣的人
都有呢～

不跟大家一樣
就不可以嗎？

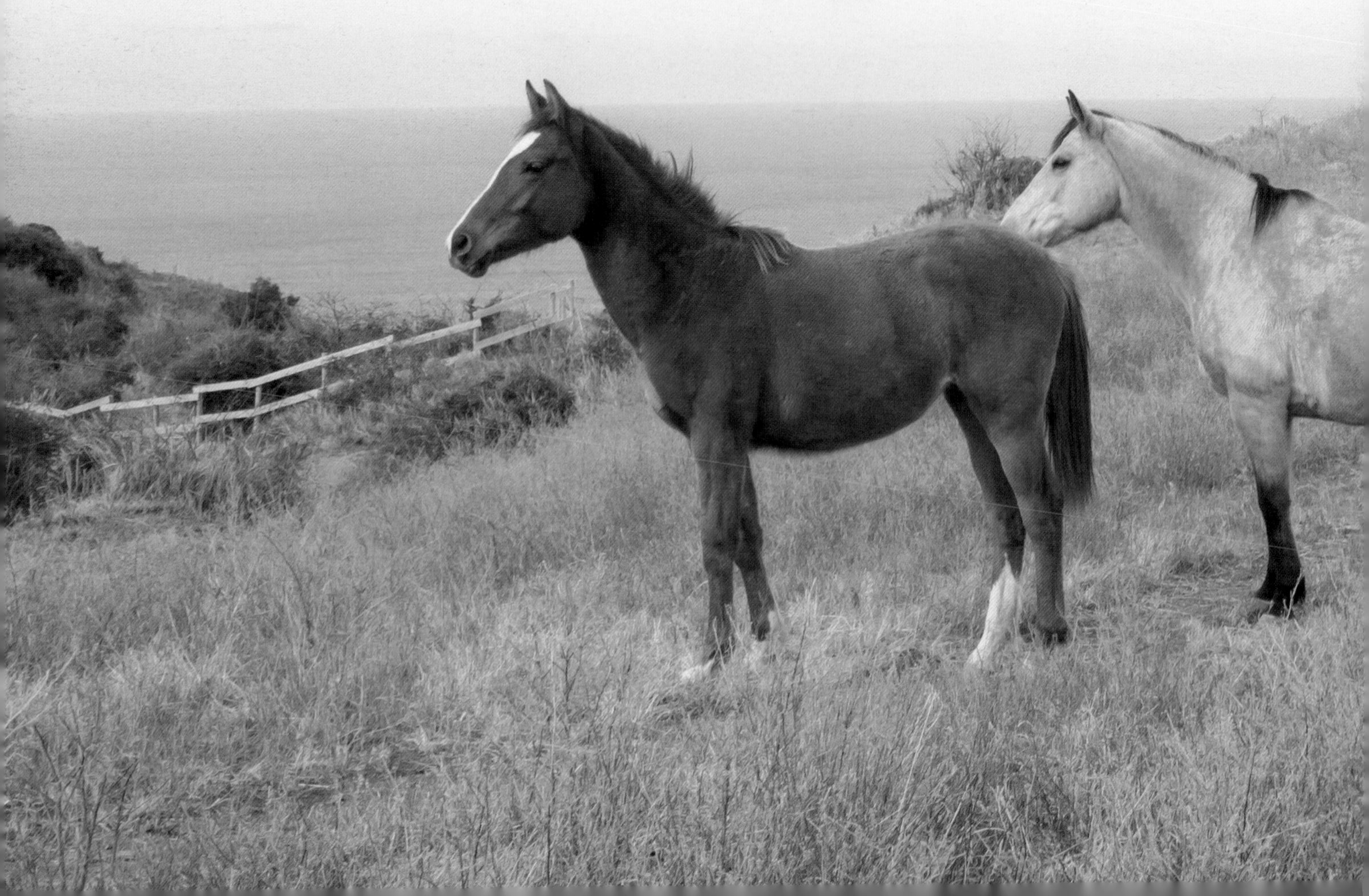

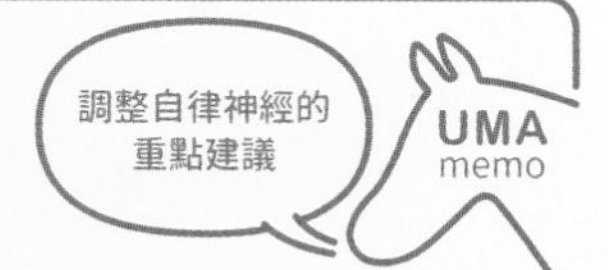

不是「不在意」
而是採取「放手不理」的思考方式

「人際關係帶來的壓力」，也是自律神經失調的一大主因之一。為了從壓力中獲得自由，擁有不會感受到壓力的心態是非常重要的，但是要完全不在意他人眼光則是非常困難的。這時候就要意識到並非是「不在意」而是轉變為「放手不理」的心態。試著與他人的評價和視線保持距離，盡量不去感受他們吧！

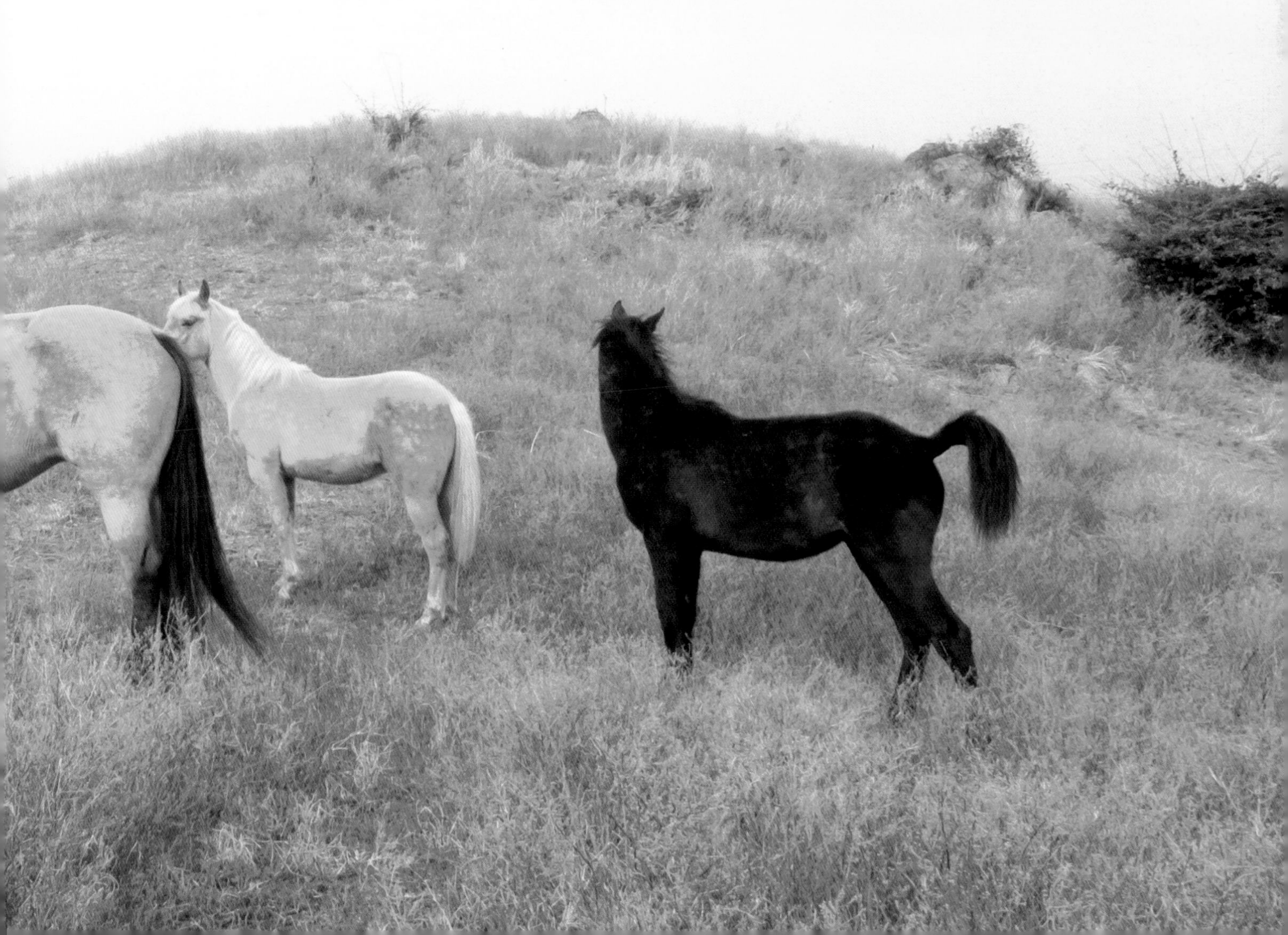

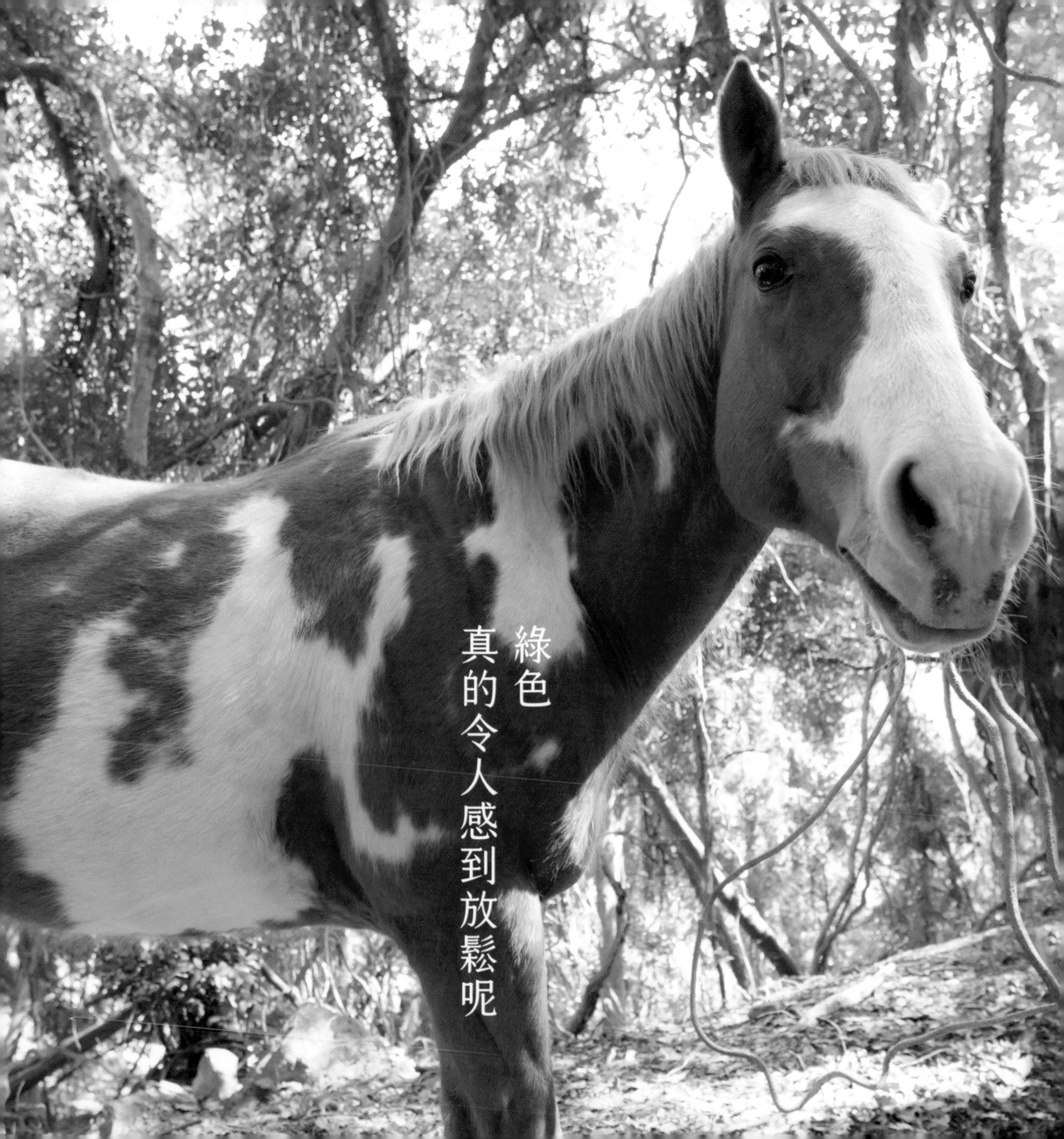
綠色
真的令人感到放鬆呢

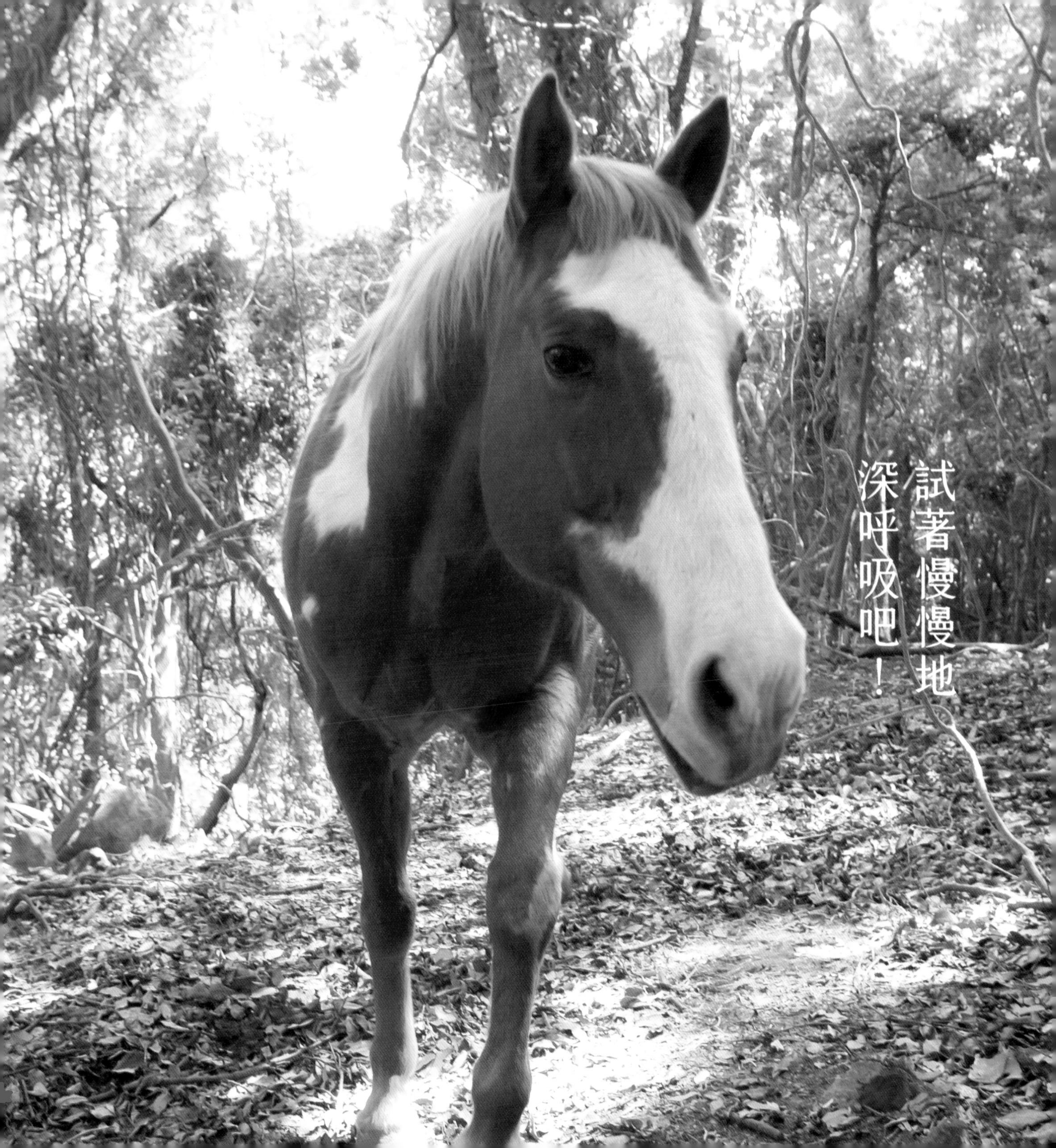
試著慢慢地
深呼吸吧！

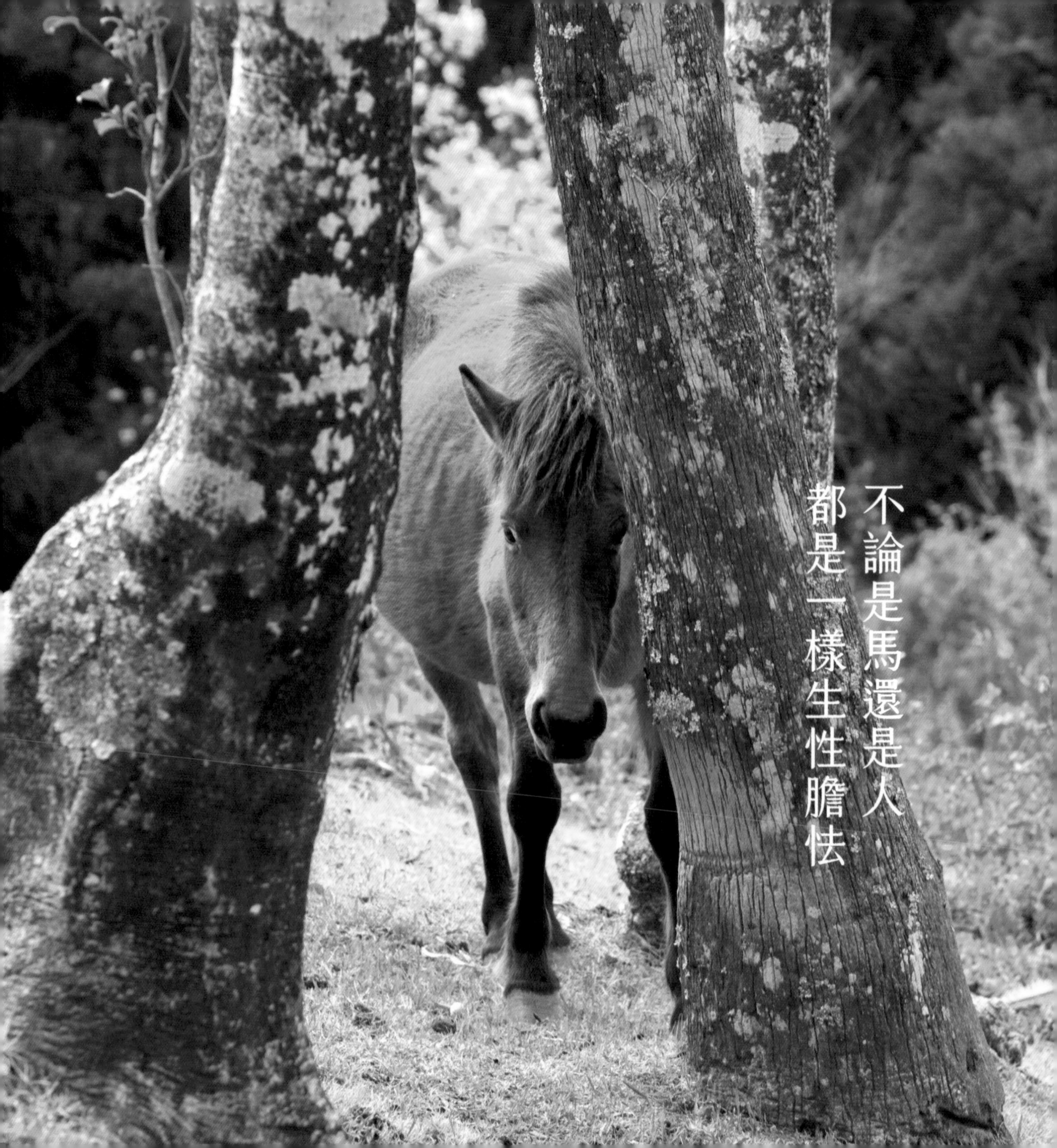

不論是馬還是人
都是一樣生性膽怯

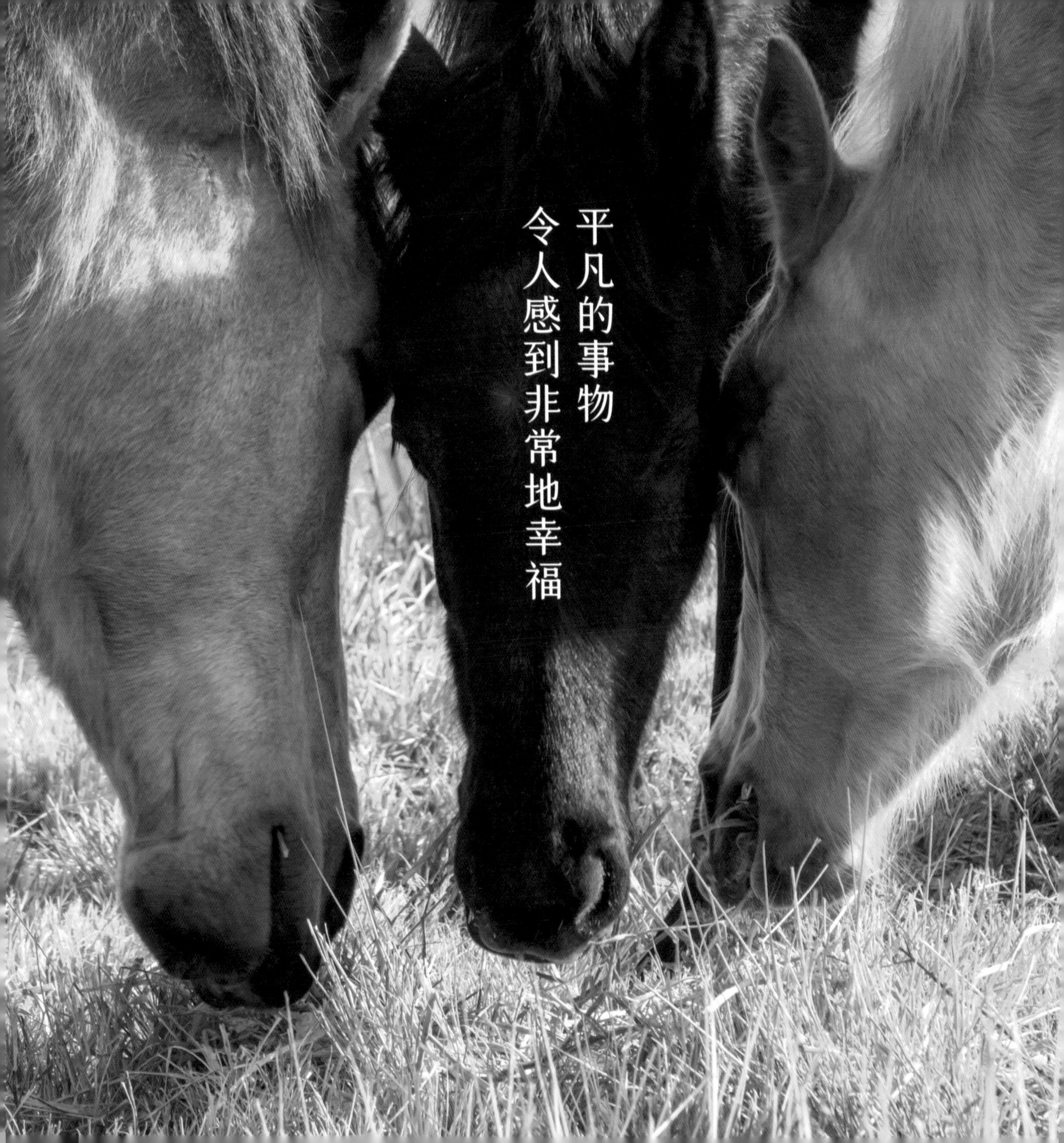
平凡的事物
令人感到非常地幸福

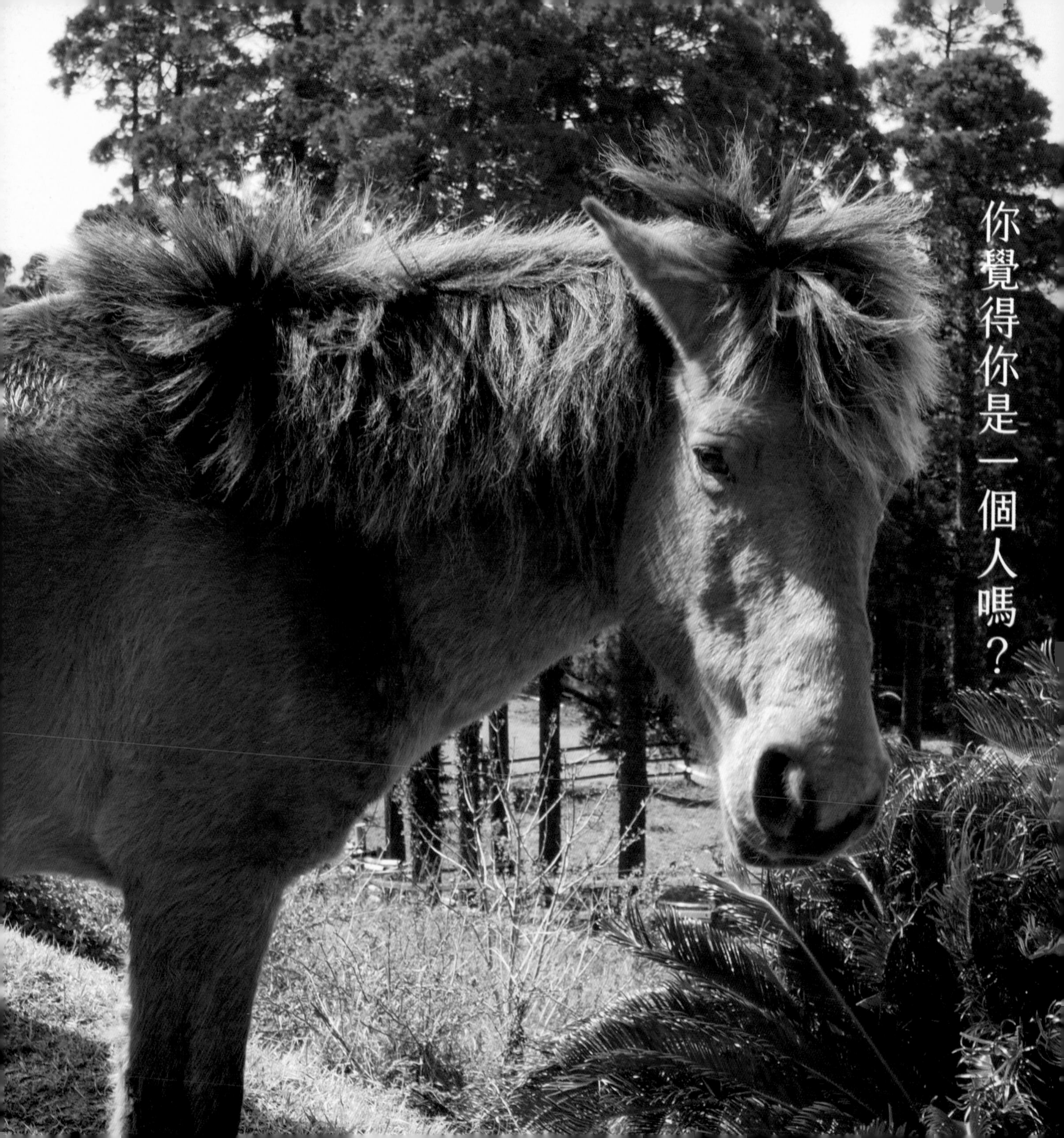
你覺得你是一個人嗎？

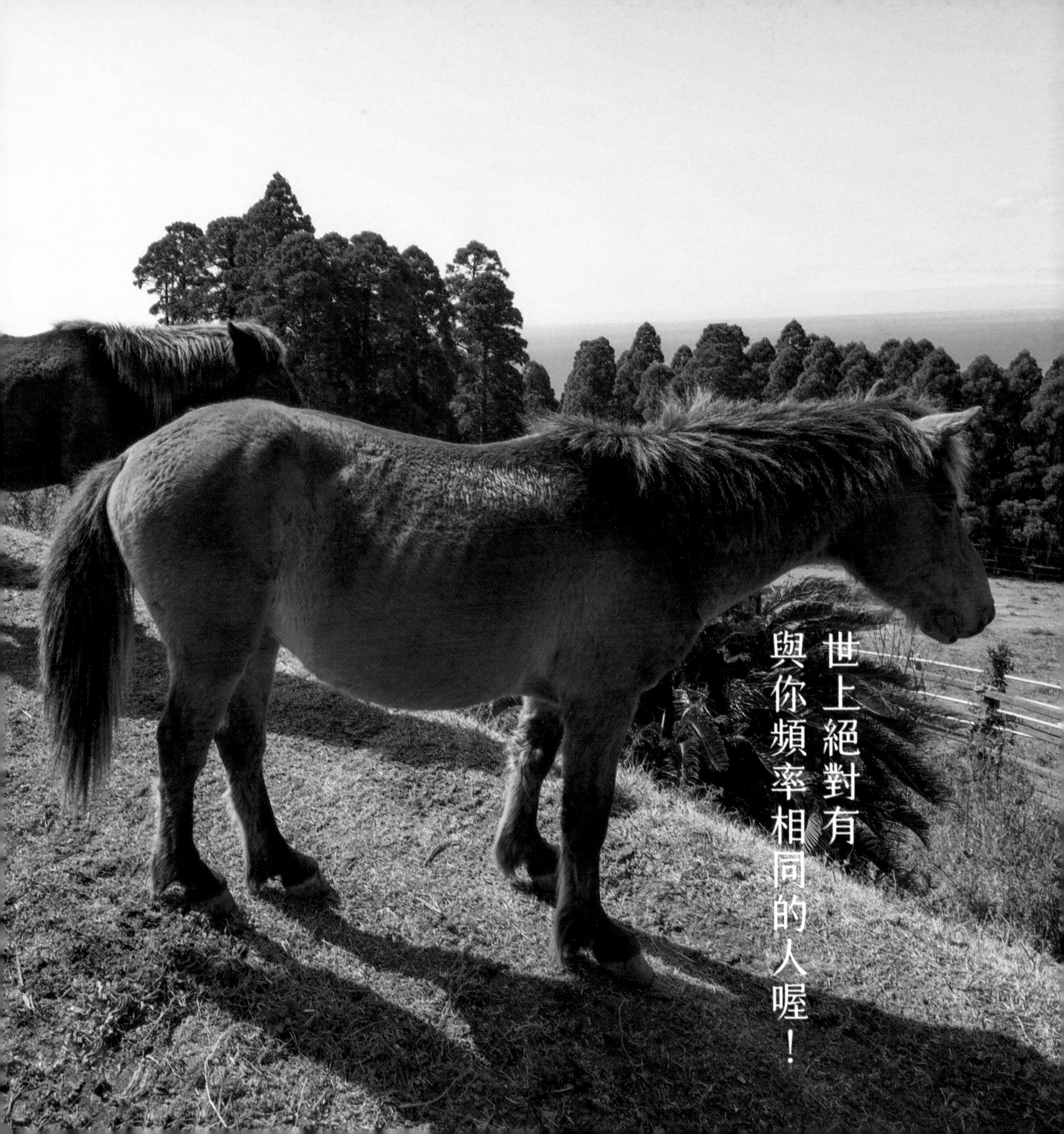
世上絕對有
與你頻率相同的人喔！

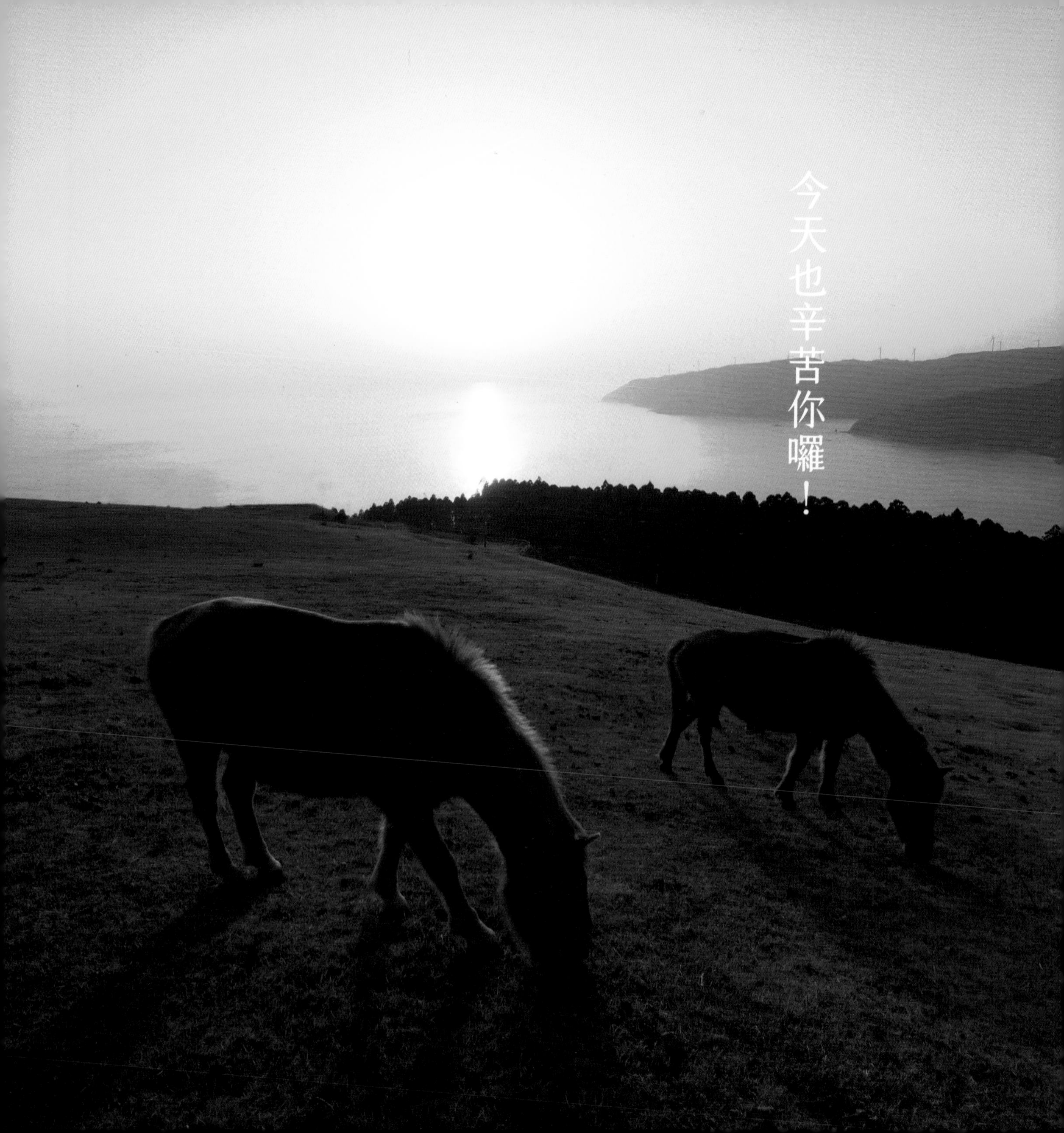
今天也辛苦你囉！

望著月亮的時候
就能看見真正的自己

說不定是
重新開始的契機

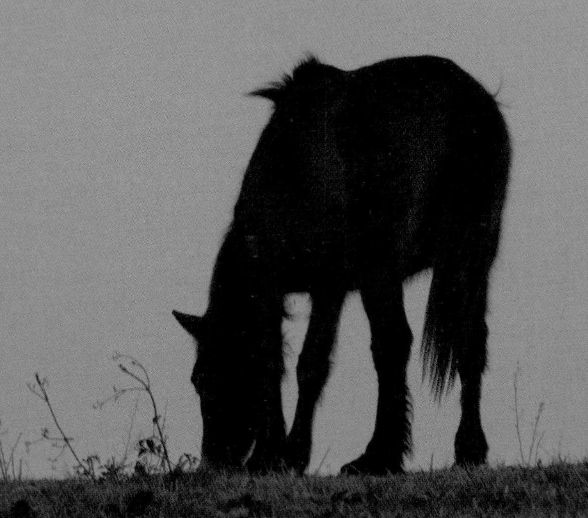

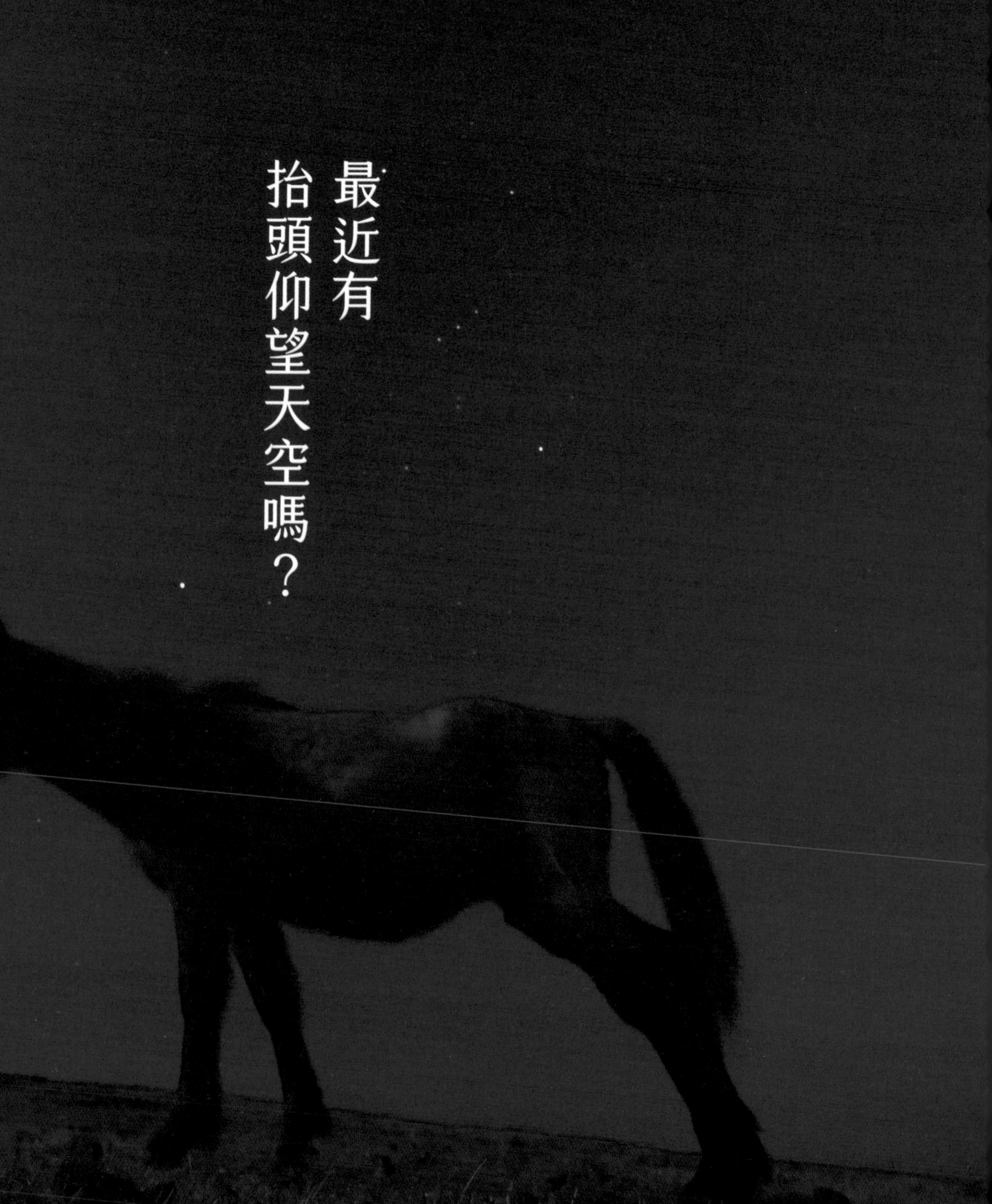
最近有
抬頭仰望天空嗎？

你生活在
你期待的世界裡嗎？

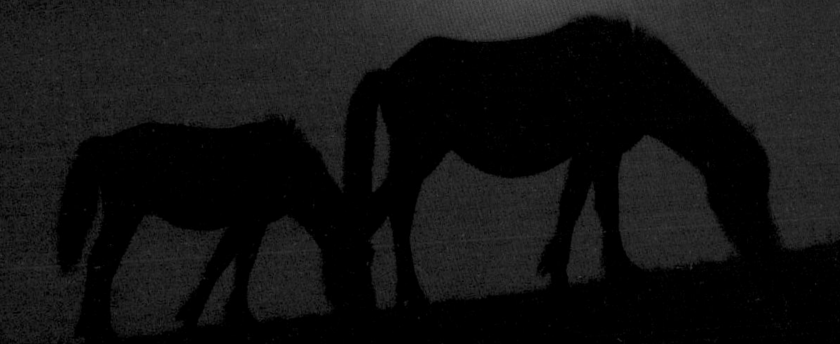

盡量避免「上網搜尋」自己身體不適的情況

調整自律神經的重點建議
UMA memo

當身體出現不適的情況時，是不是有不少人在去醫院之前，都會先「上網搜尋」自己的狀況呢？然而當進行搜尋的時候，即使是輕微的症狀也會心生出是腦中風或癌症等等嚴重疾病的猜疑，瞬間感到非常地不安。當這樣的想法湧入時，可能會產生出新的壓力。要是症狀持續的時候，請盡早前往醫院檢查吧！

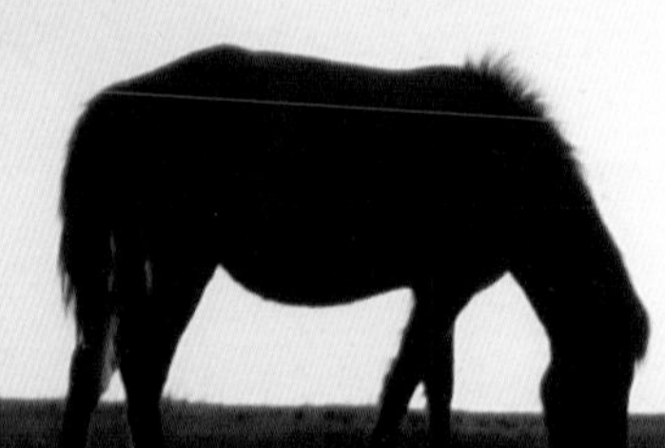

如果誠實地面對
或許能看出些什麼

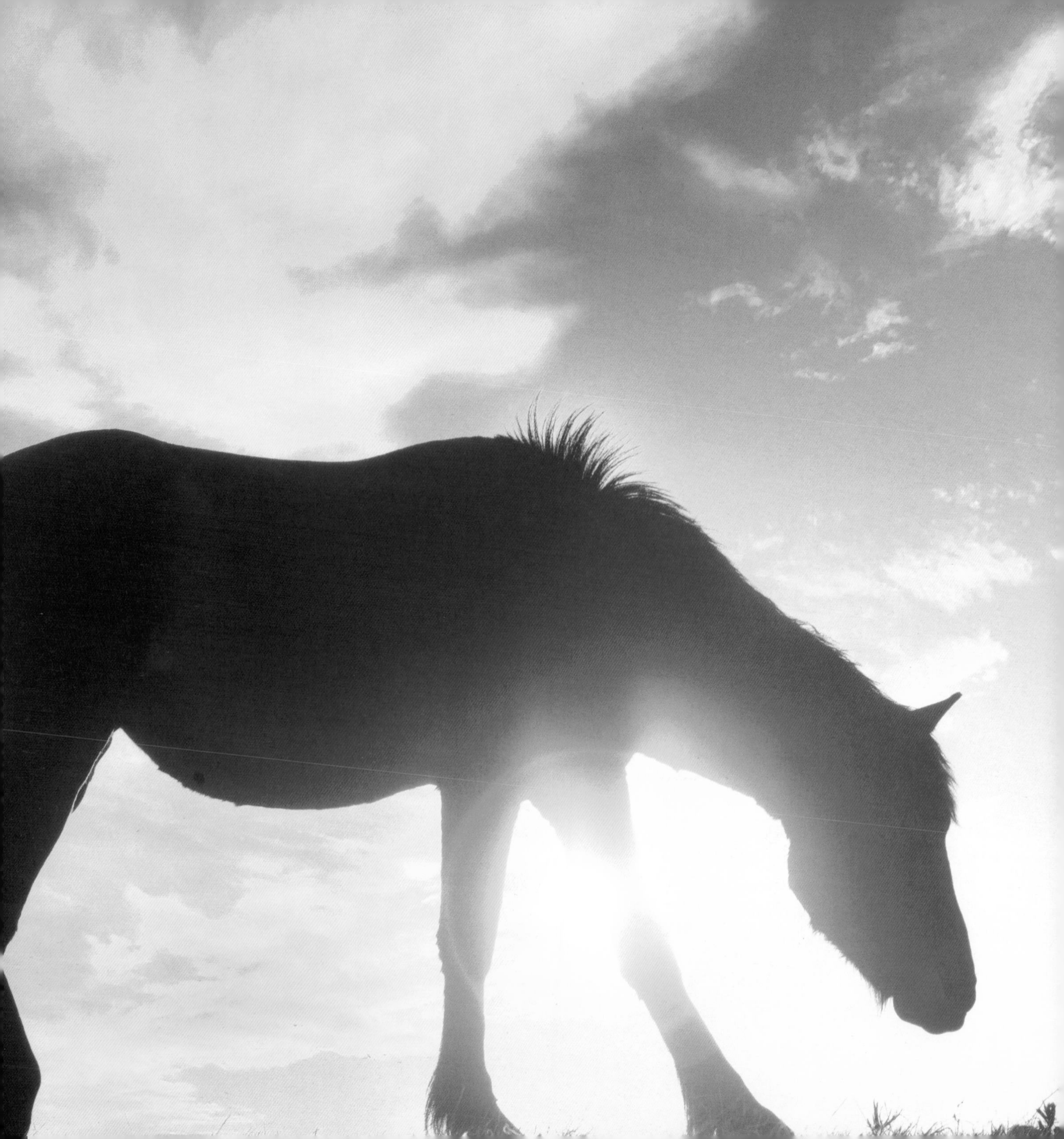

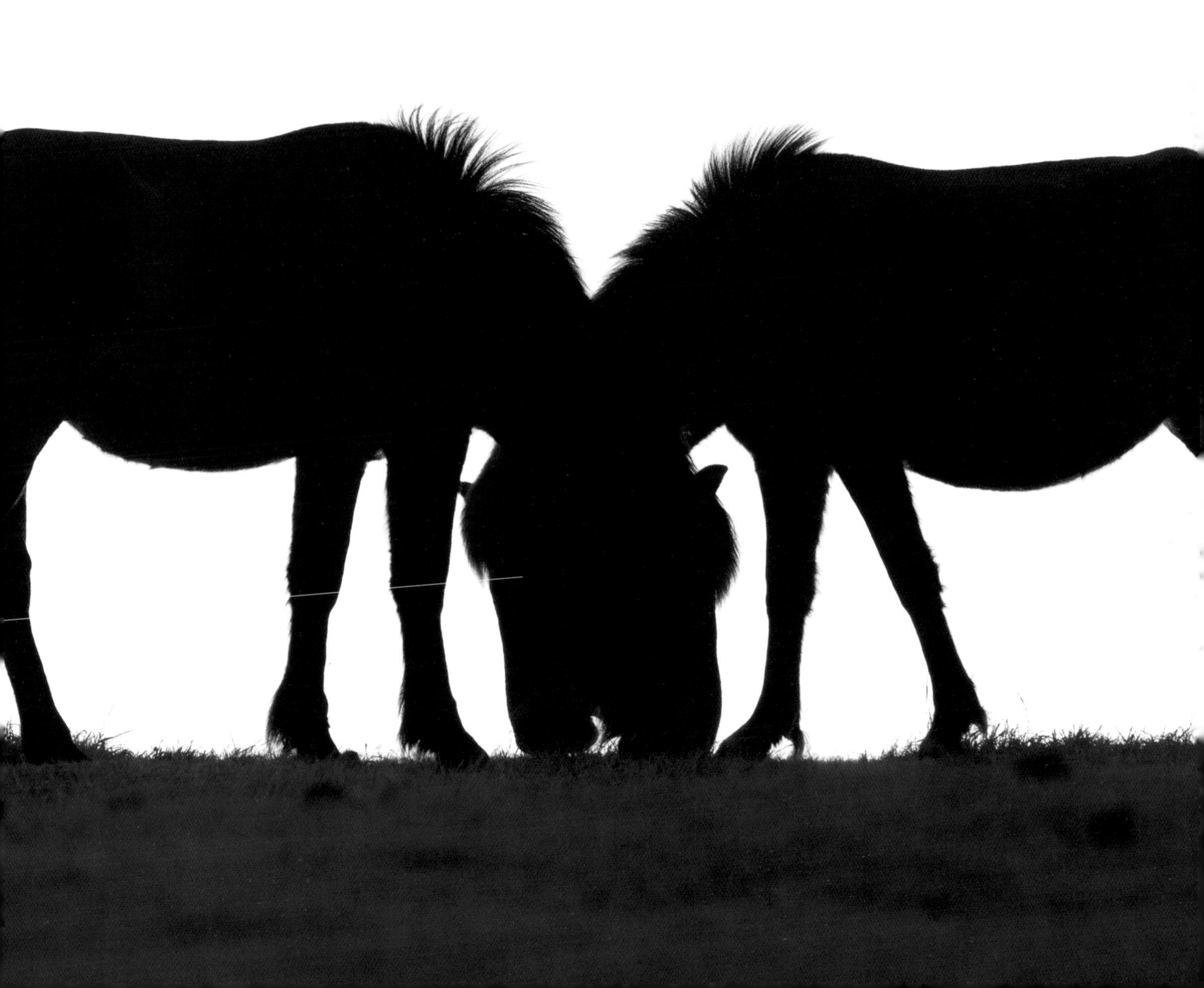

照自己的步調
慢慢來吧！

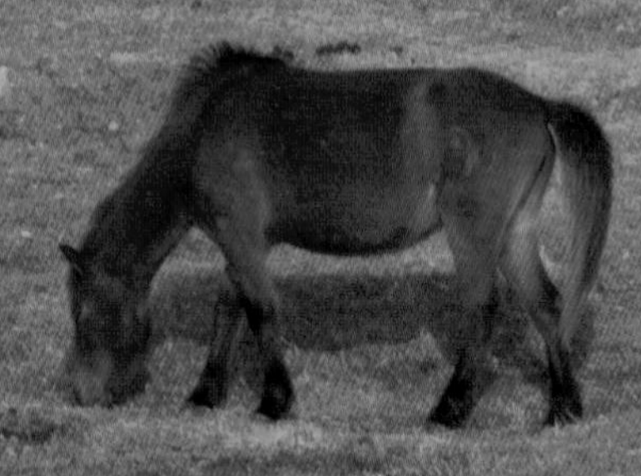

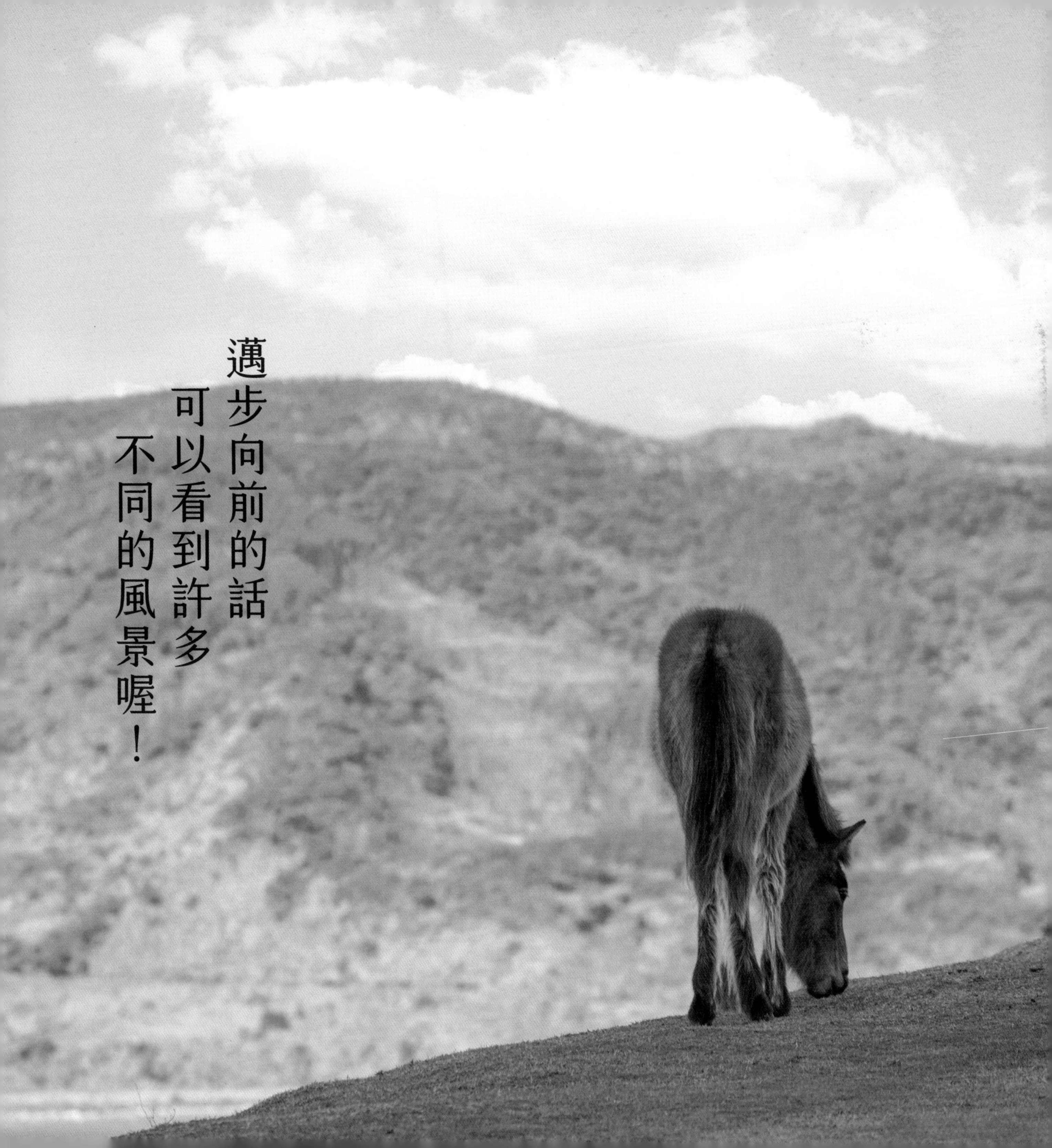

邁步向前的話
可以看到許多
不同的風景喔！

CHAPTER 3

與溫和的馬兒互動

既害怕又膽小……人類和馬之間有著相似的特質，但是一旦心靈相通的話，就會建立起深厚的信賴關係。僅僅與溫和善良的馬互動（或凝視），內心就會溫暖而安心起來。

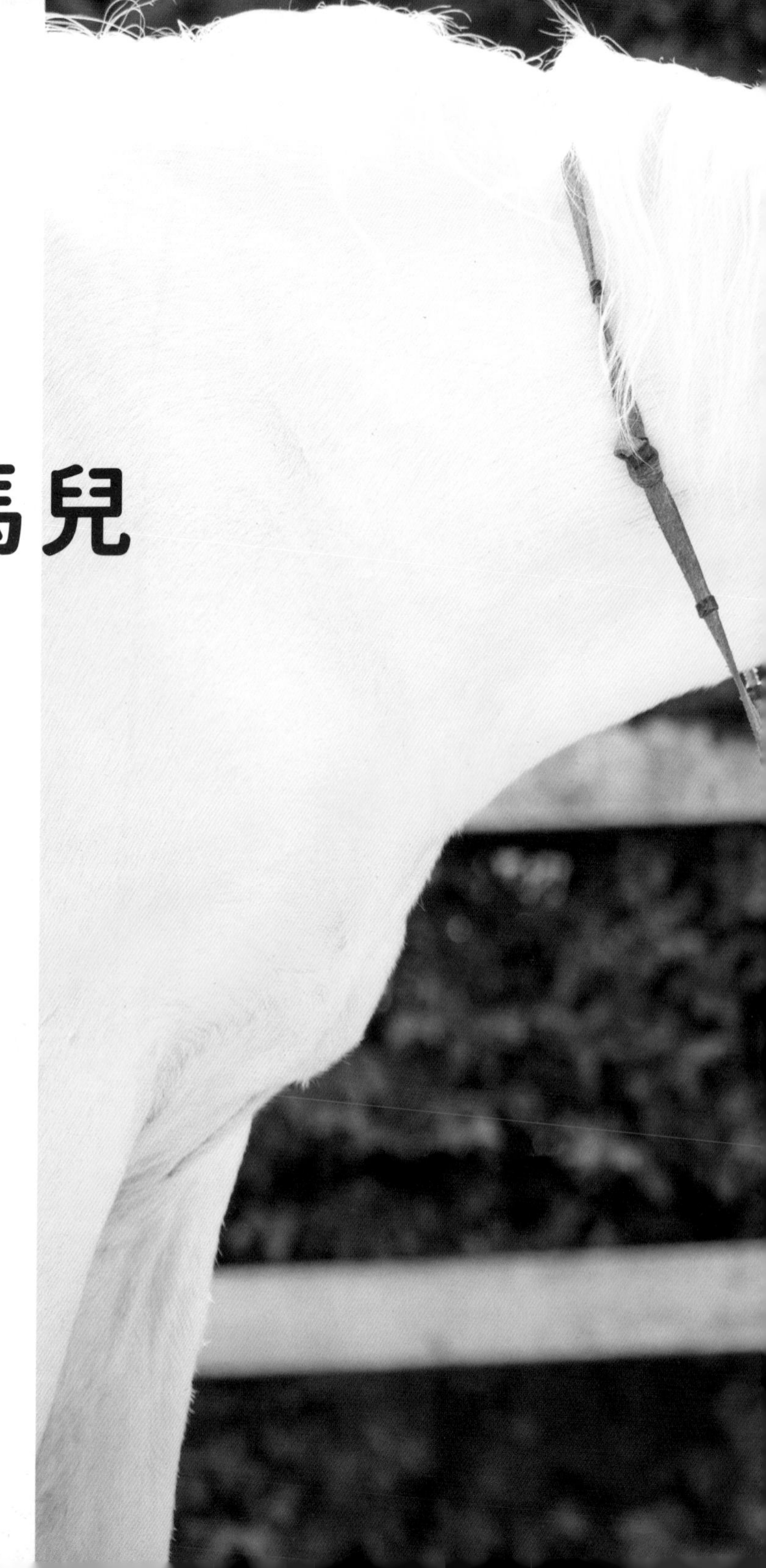

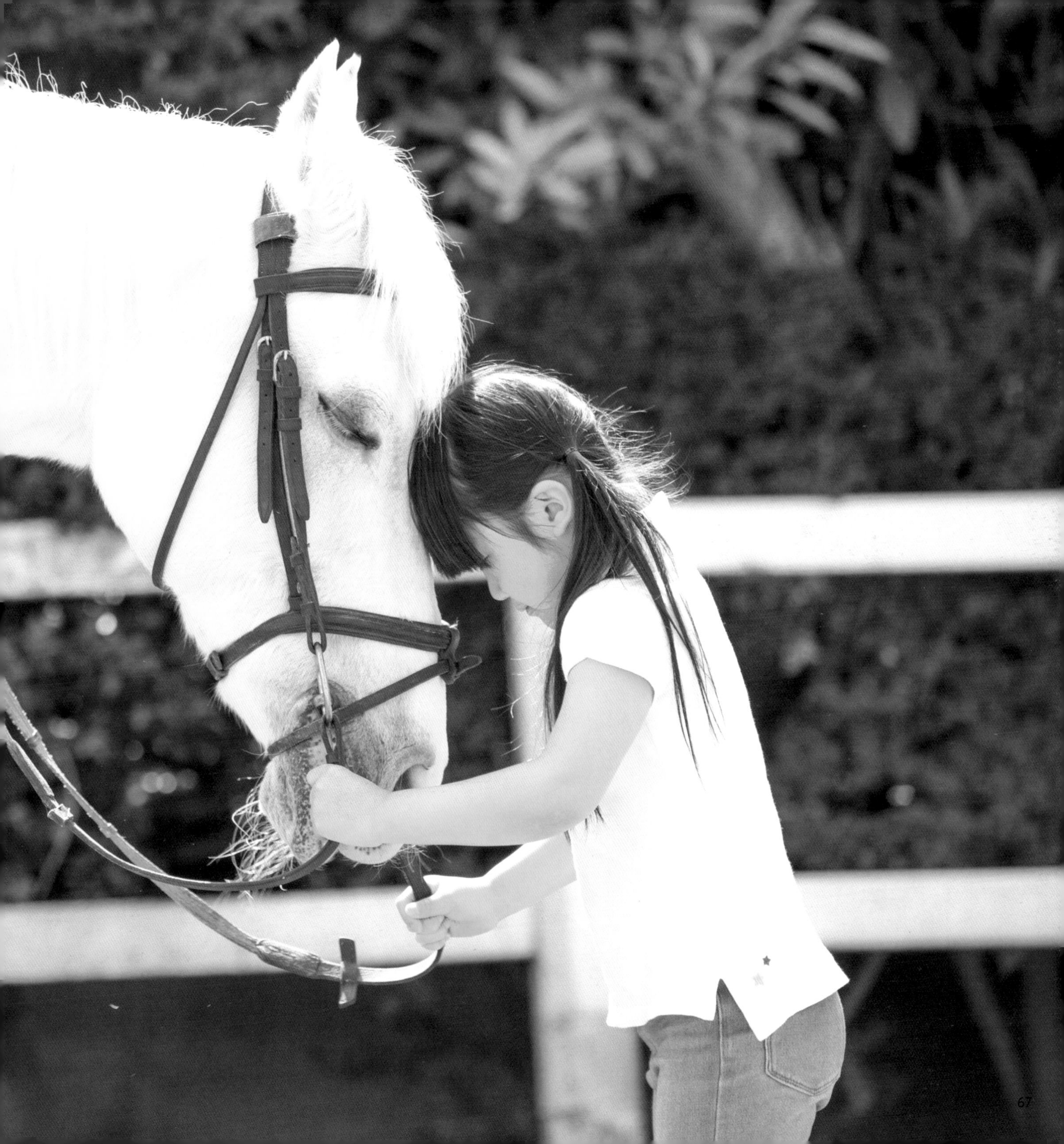

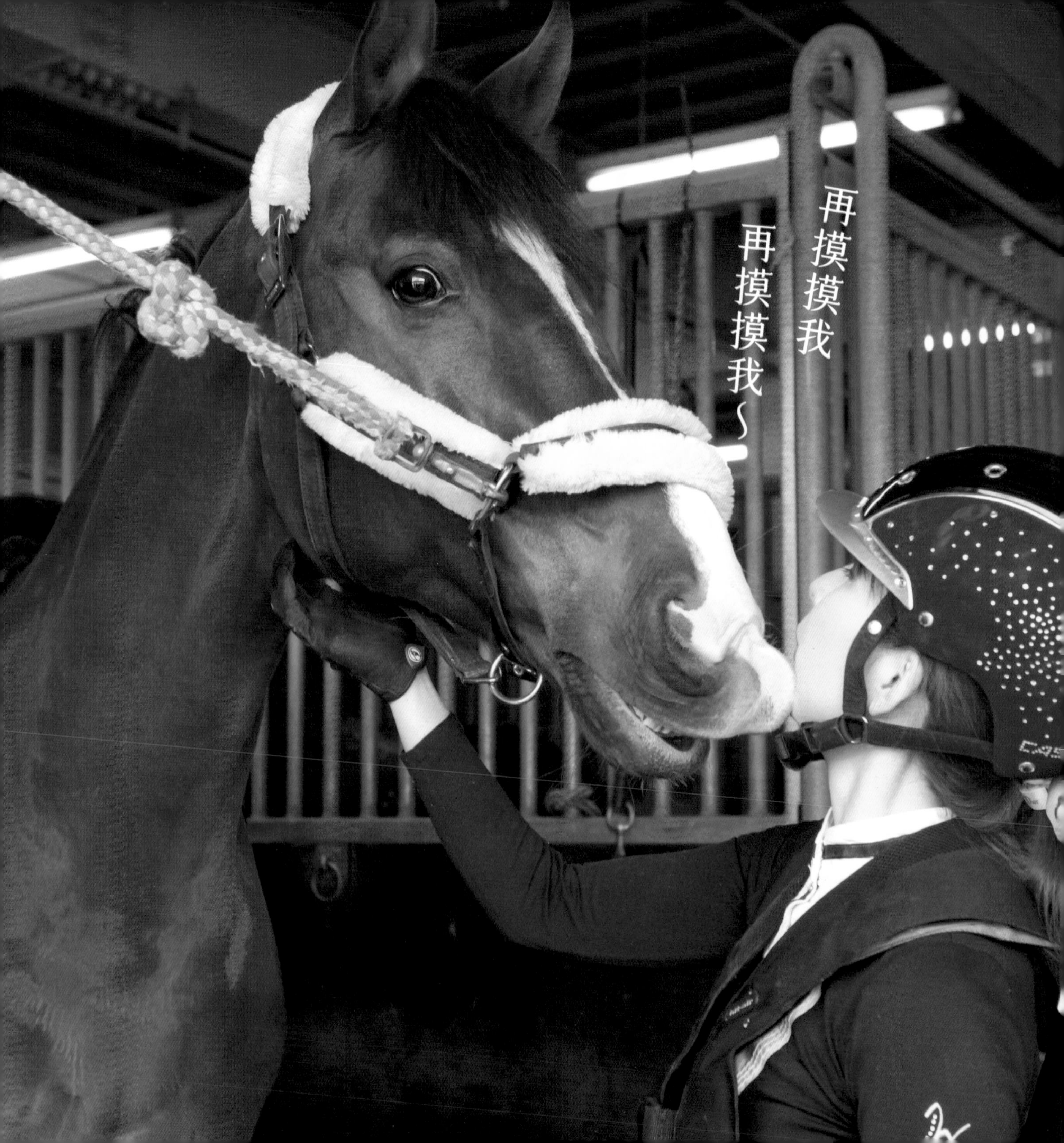
再摸摸我
再摸摸我~

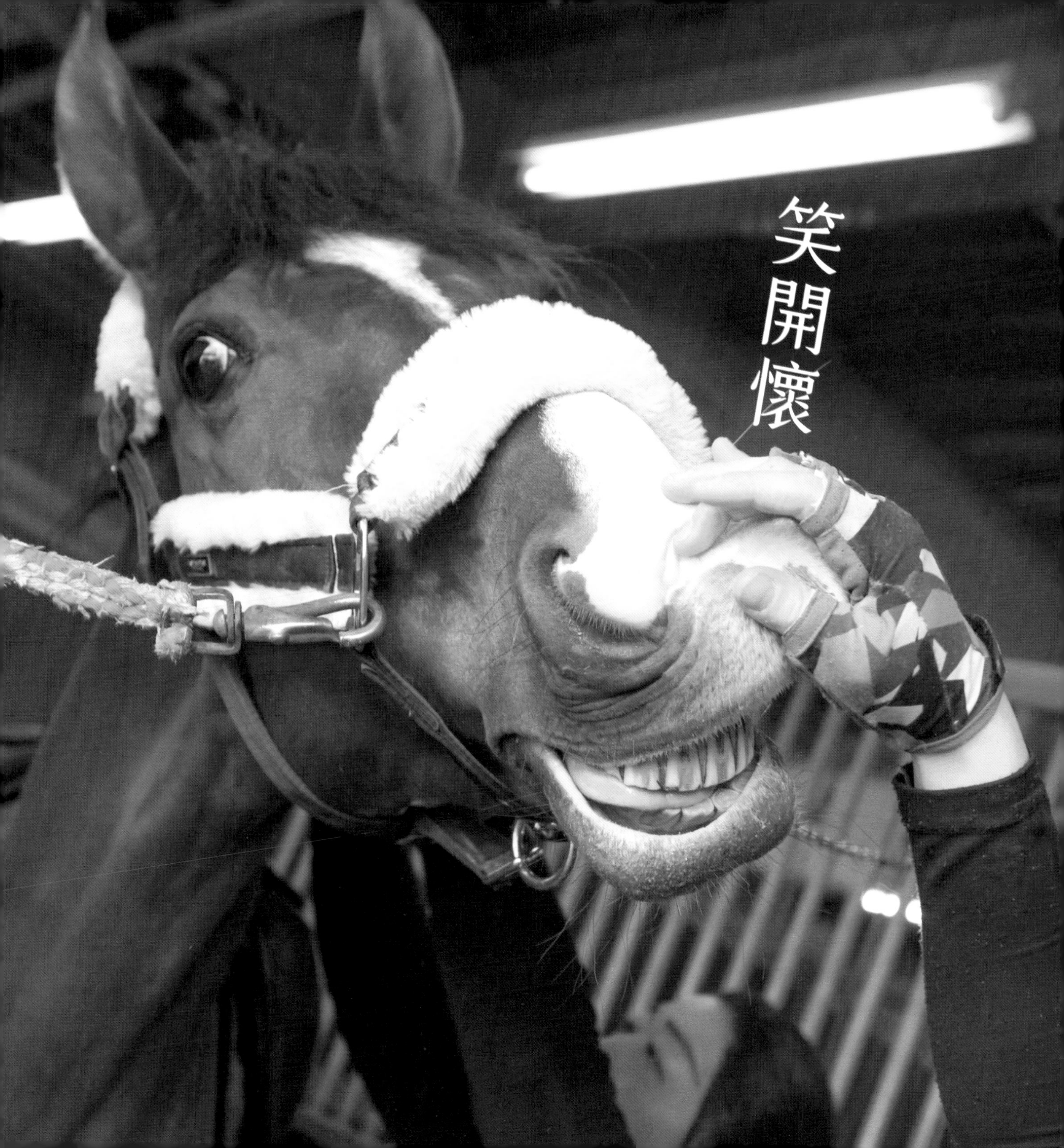
笑開懷

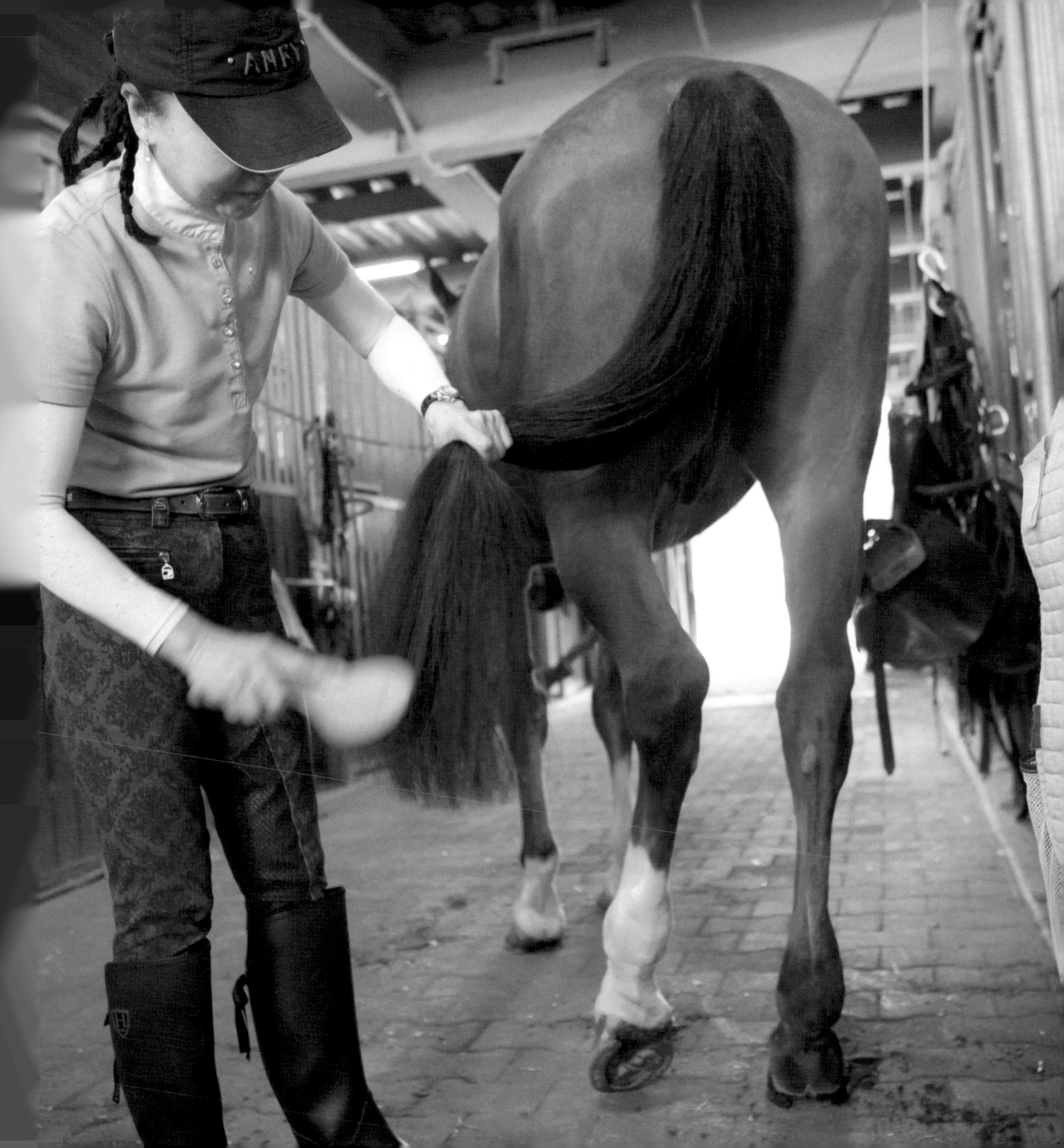

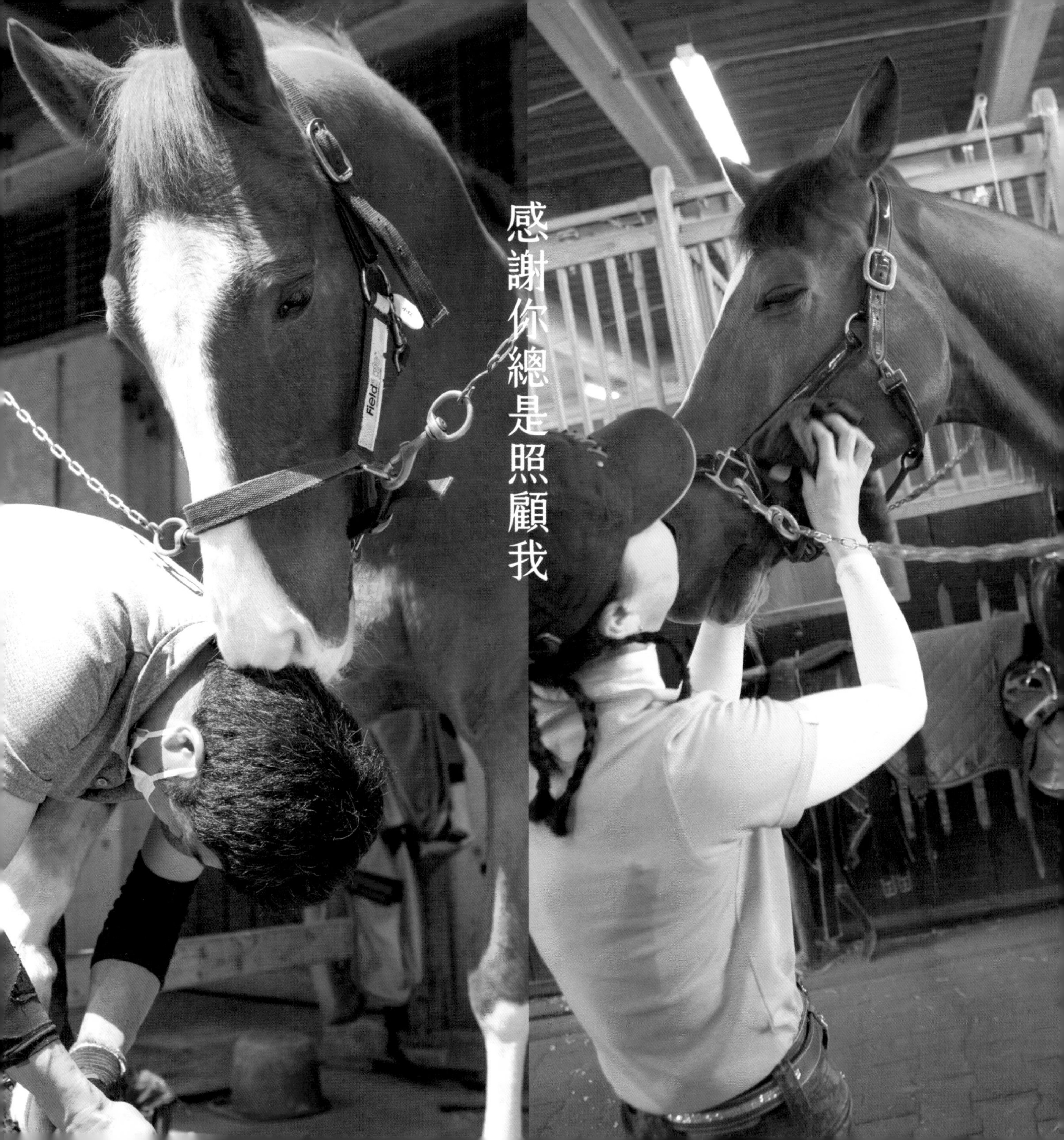

感謝你總是照顧我

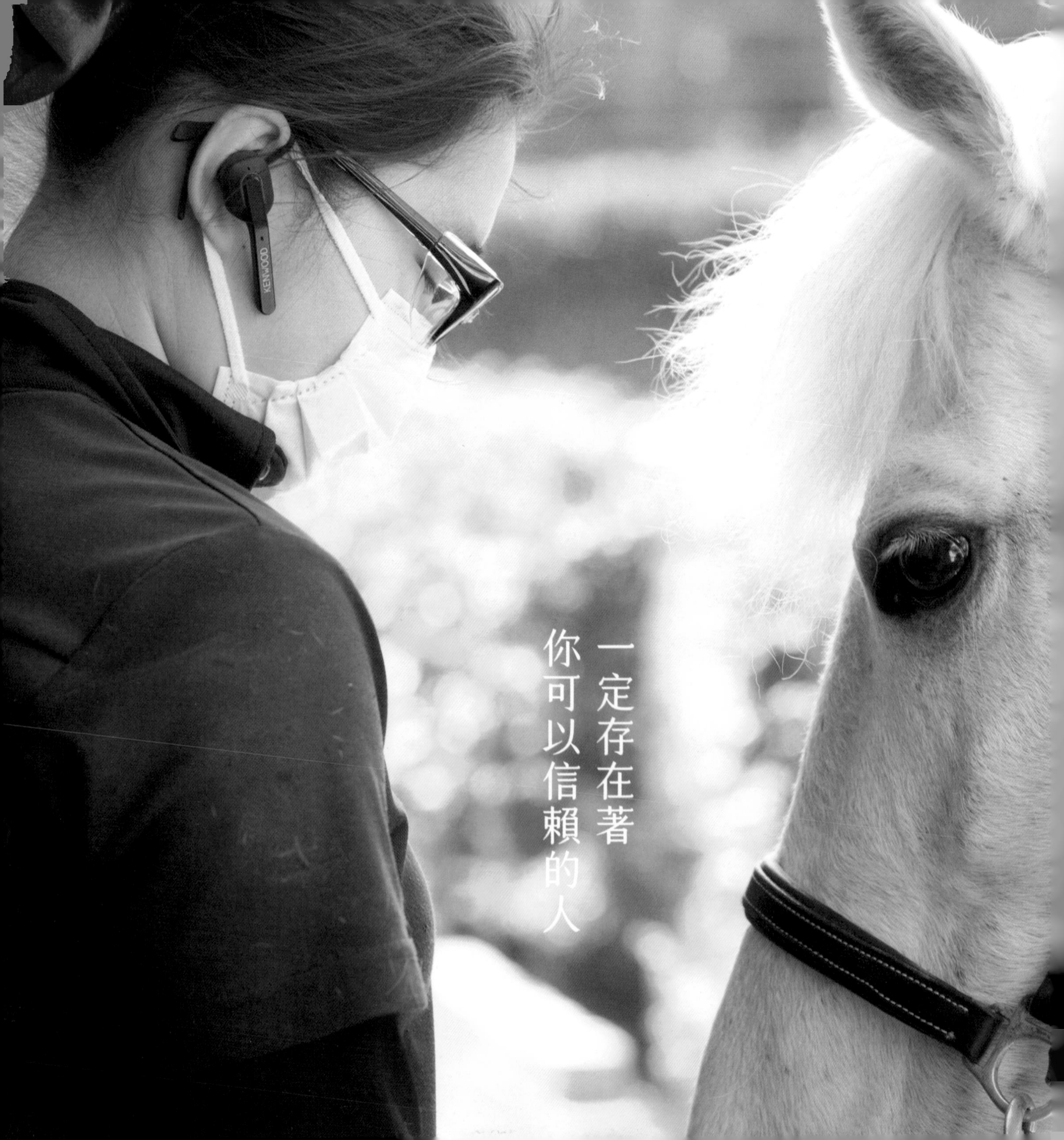
KENWOOD
一定存在著
你可以信賴的人

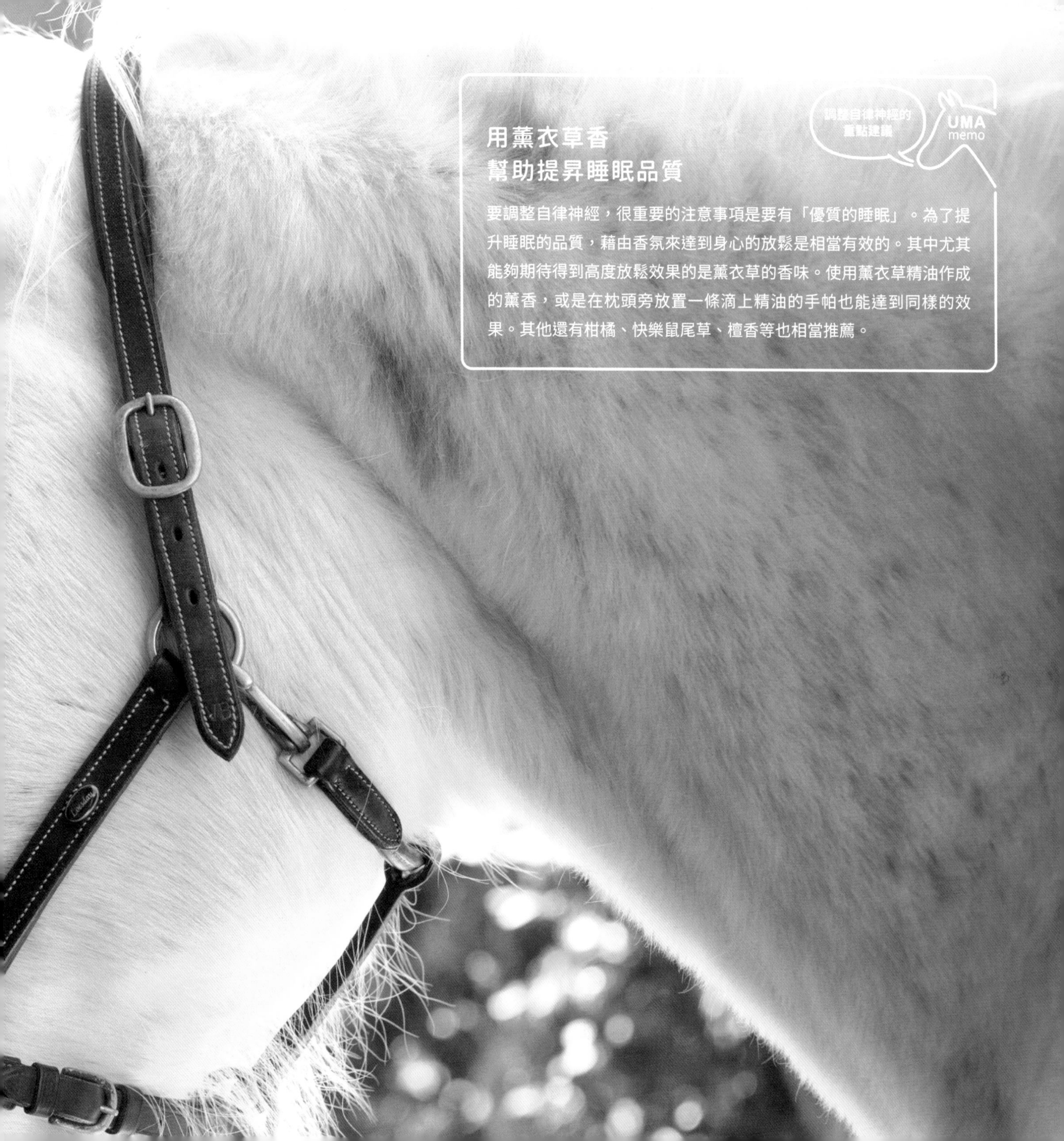

調整自律神經的
重點建議

UMA
memo

用薰衣草香
幫助提昇睡眠品質

要調整自律神經，很重要的注意事項是要有「優質的睡眠」。為了提升睡眠的品質，藉由香氛來達到身心的放鬆是相當有效的。其中尤其能夠期待得到高度放鬆效果的是薰衣草的香味。使用薰衣草精油作成的薰香，或是在枕頭旁放置一條滴上精油的手帕也能達到同樣的效果。其他還有柑橘、快樂鼠尾草、檀香等也相當推薦。

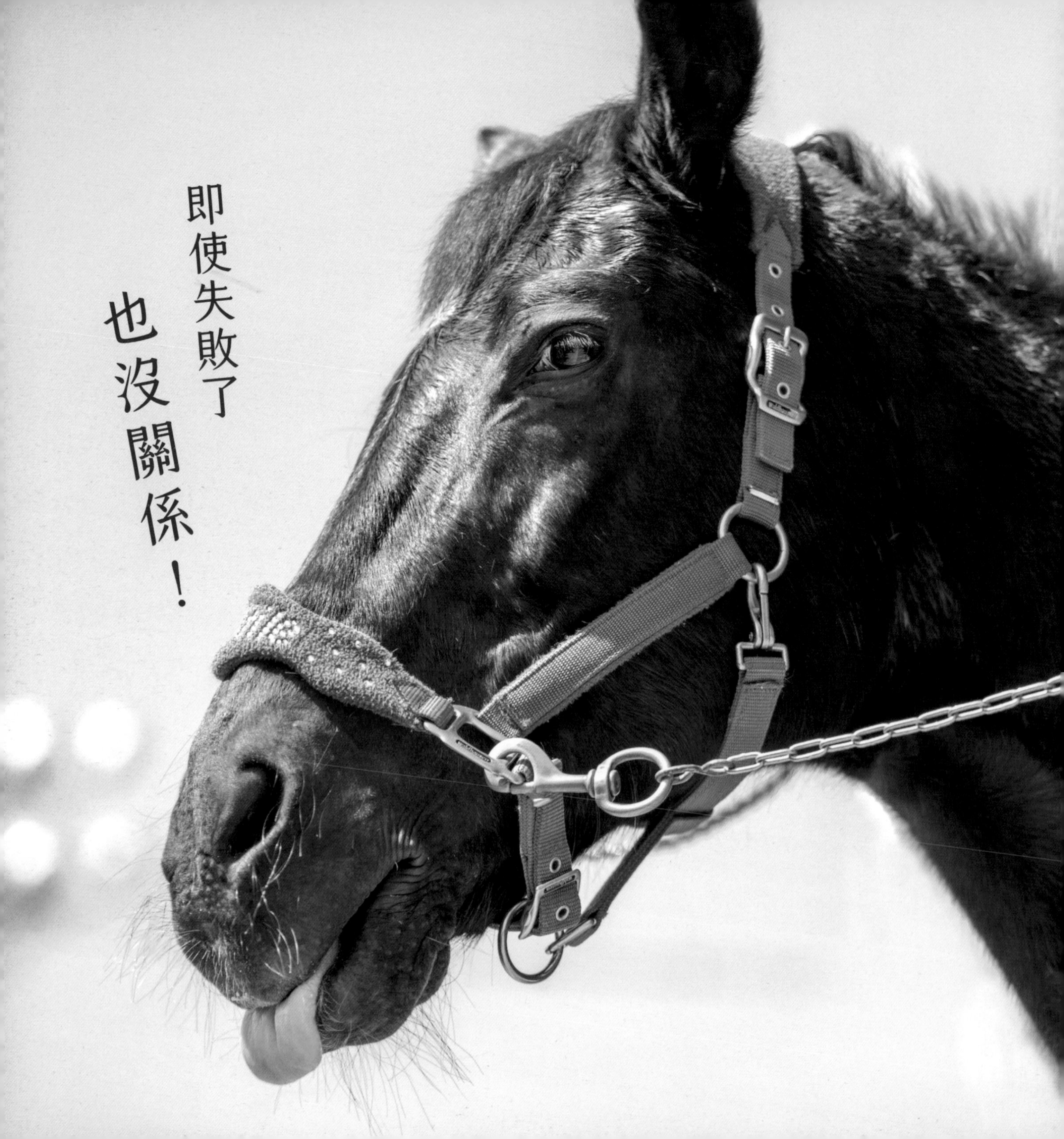
即使失敗了
也沒關係！

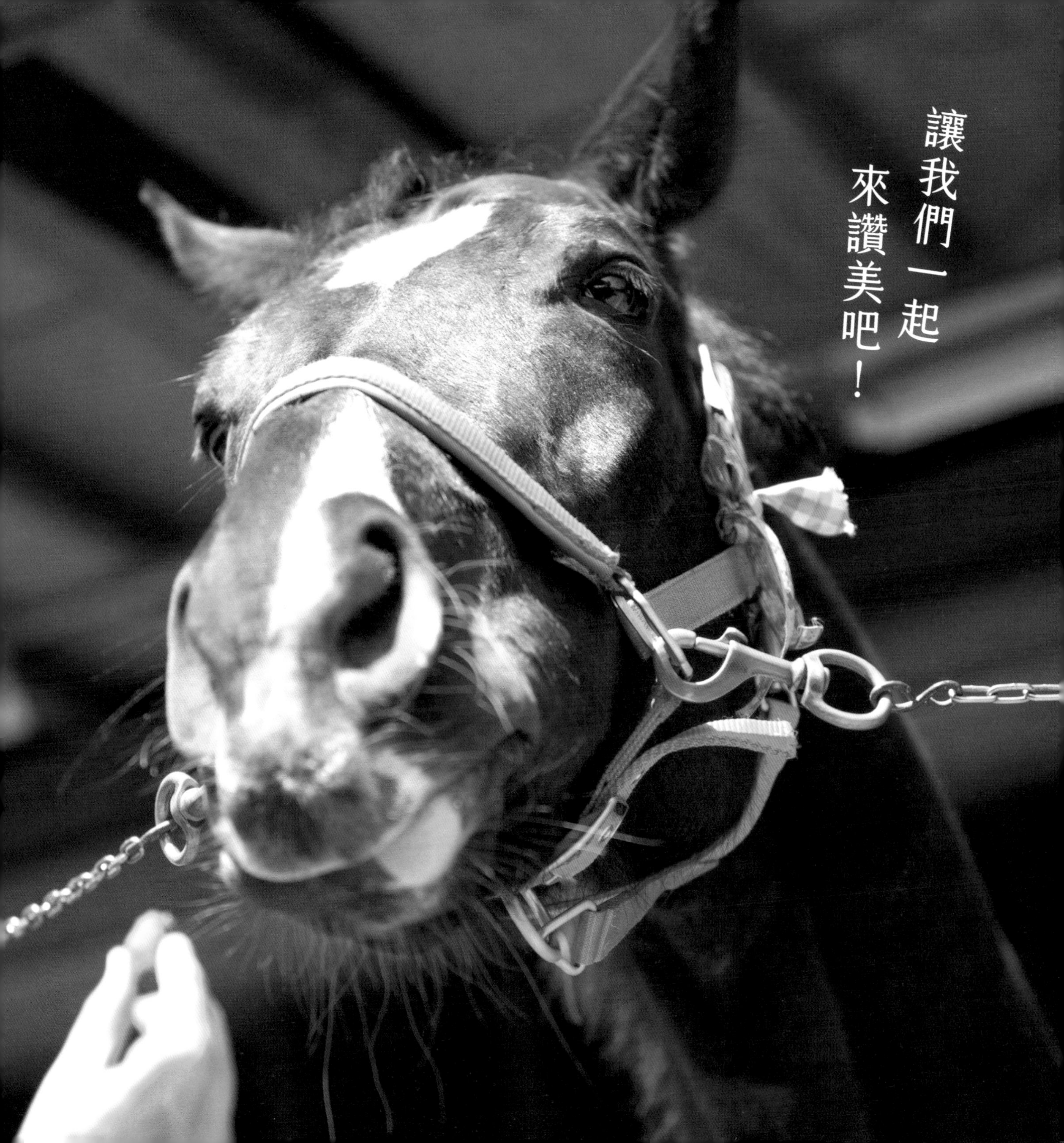
讓我們一起
來讚美吧！

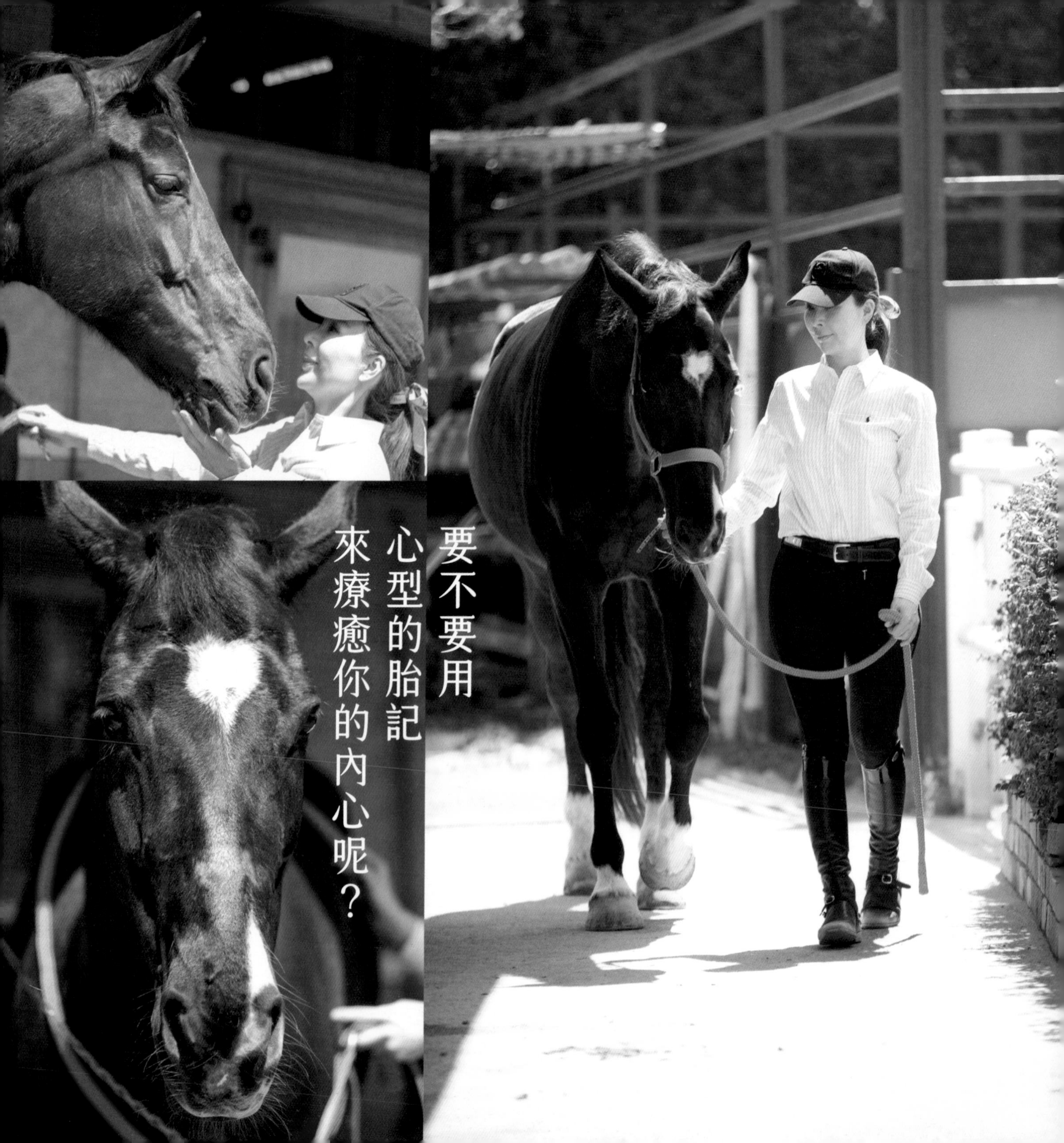
要不要用
心型的胎記
來療癒你的內心呢？

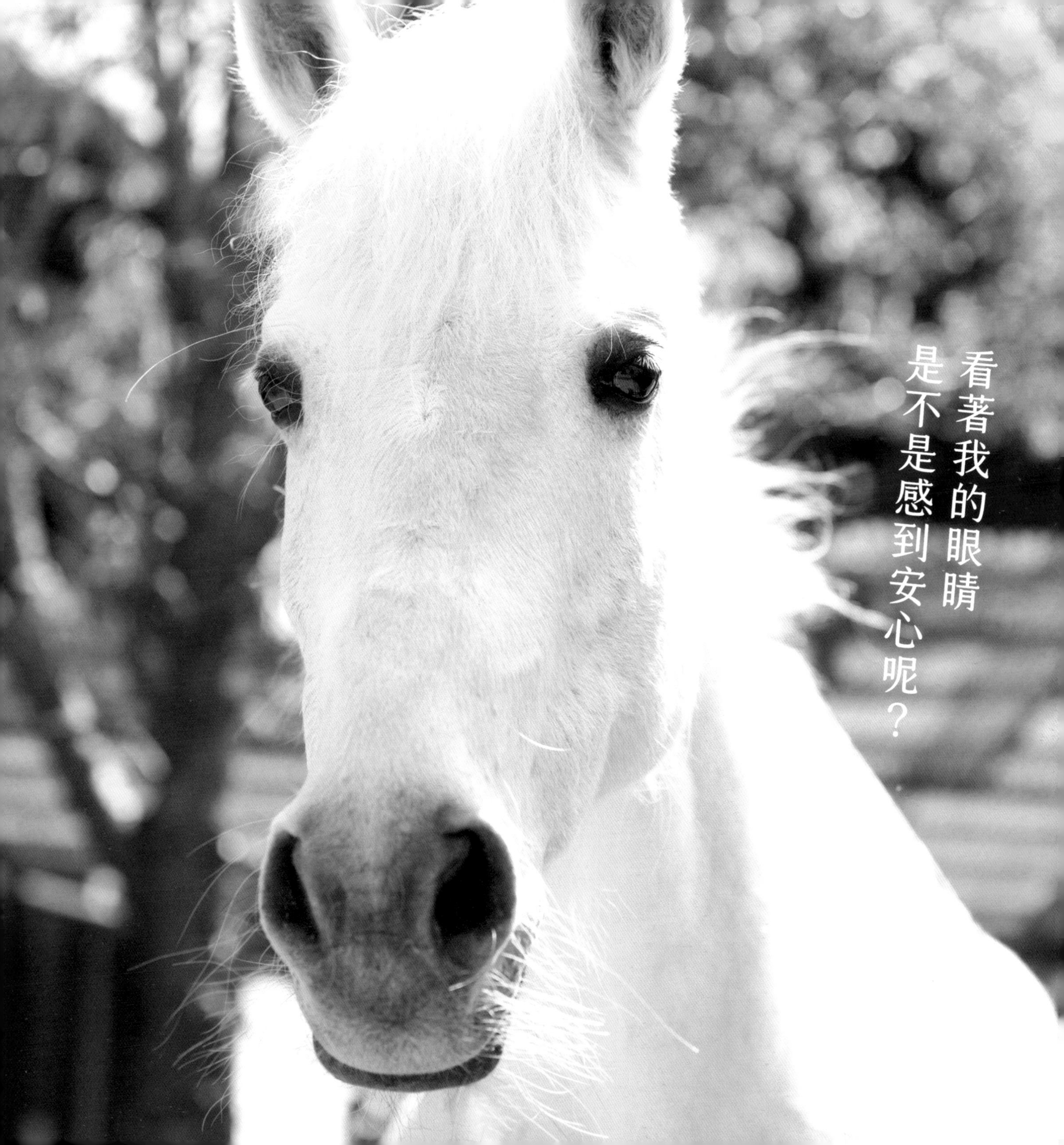
看著我的眼睛
是不是感到安心呢？

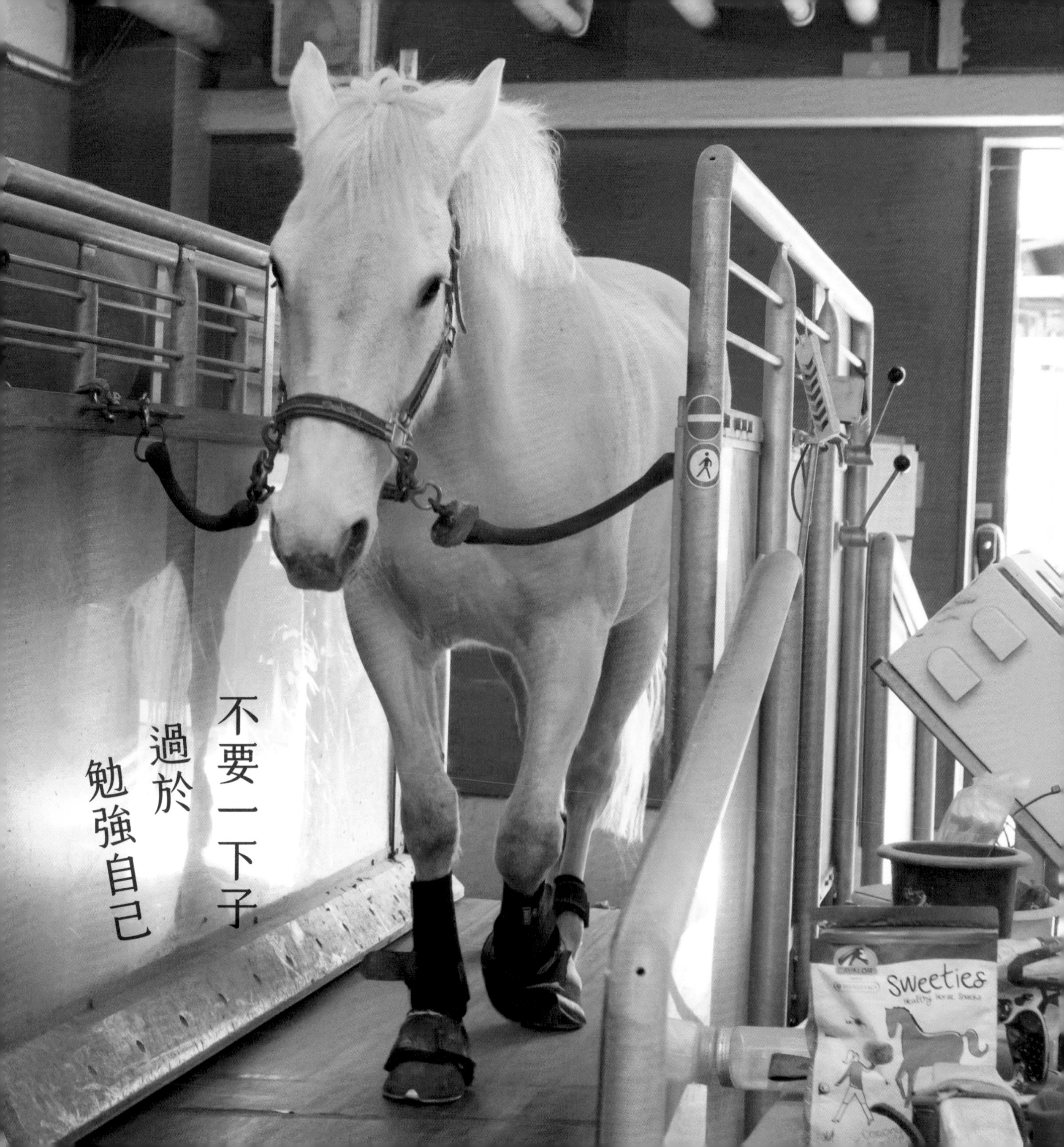
不要一下子
過於
勉強自己
Sweeties

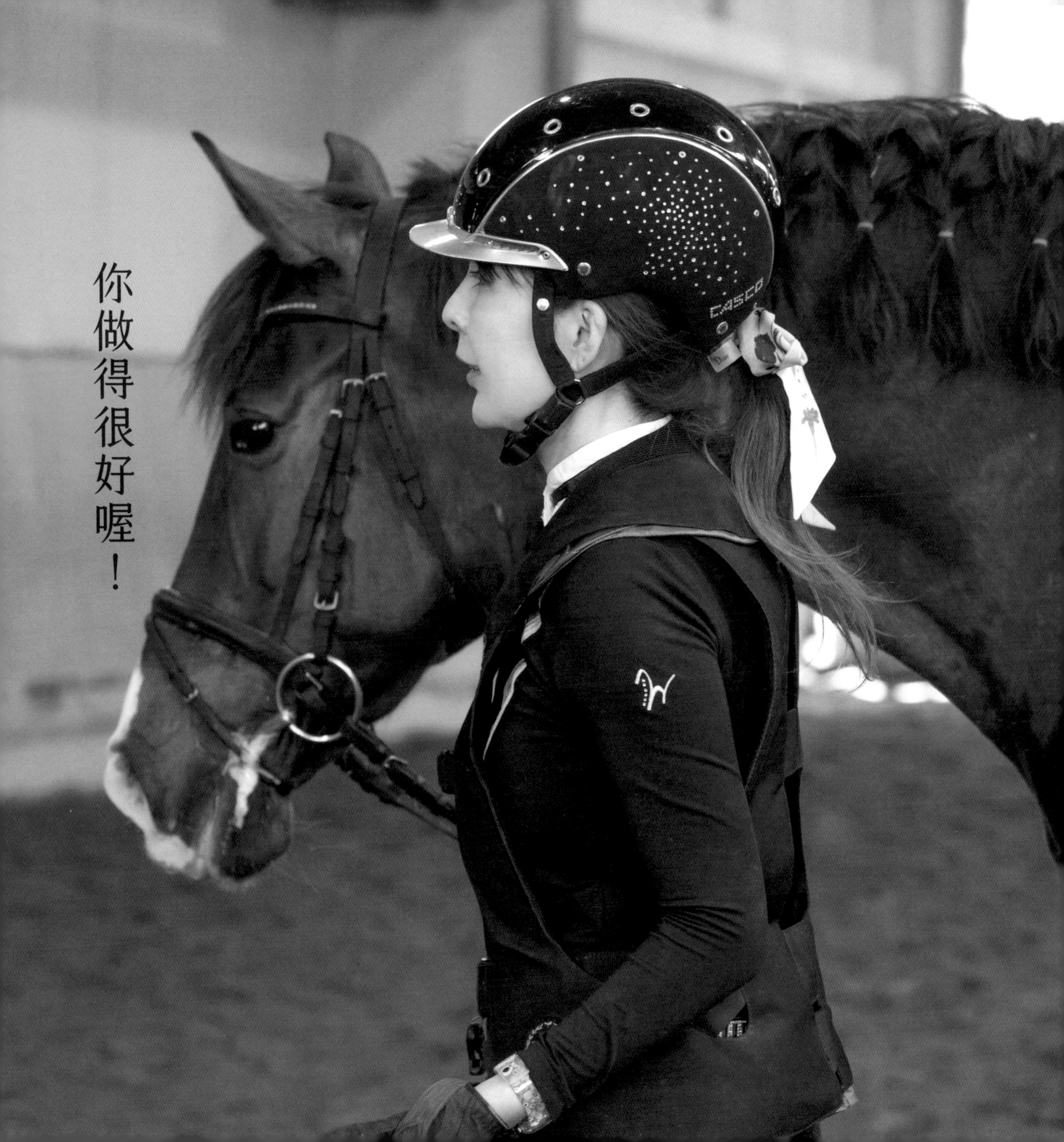
你做得很好喔！
CASCO

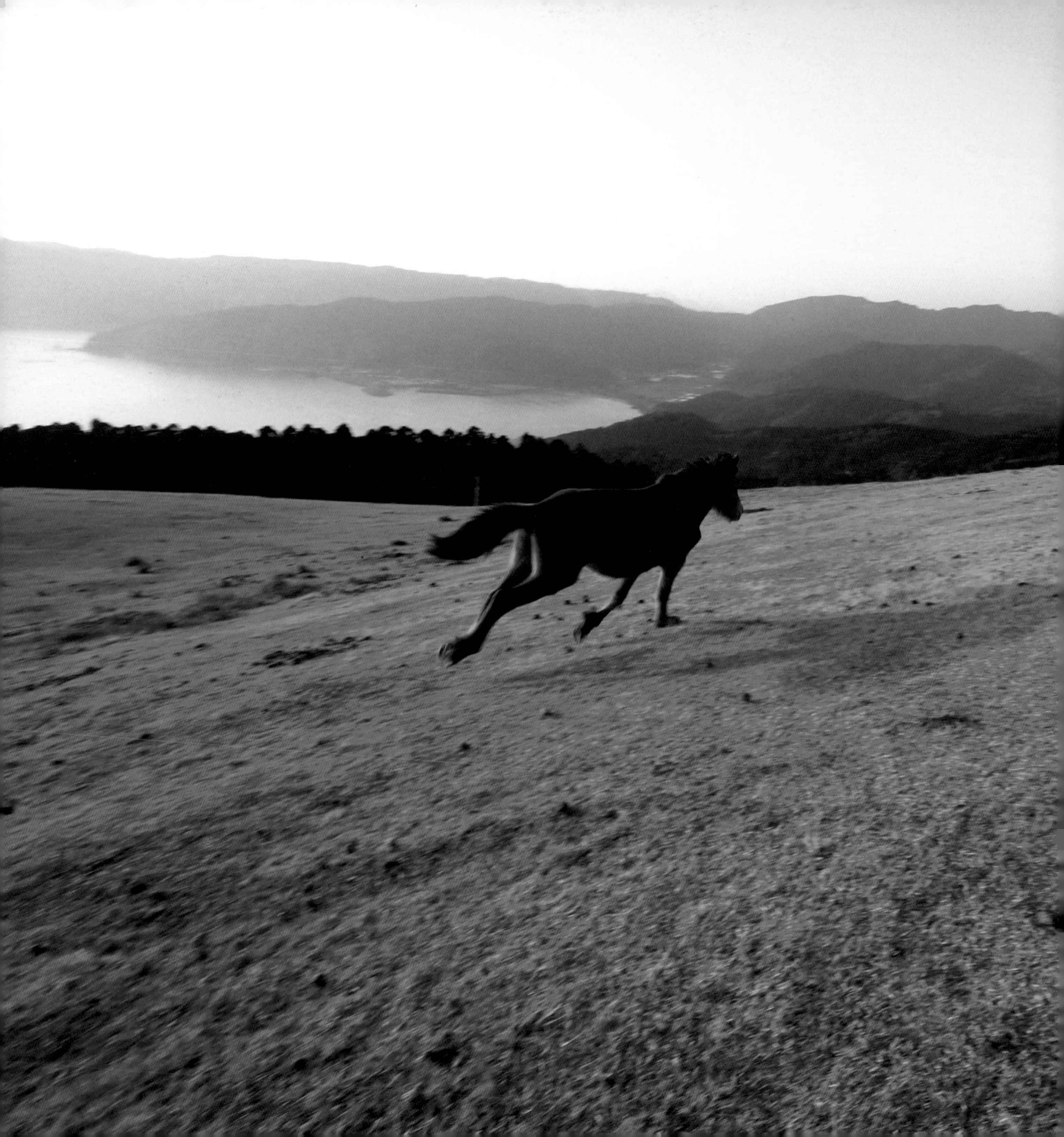

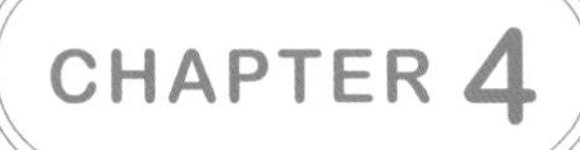

讓心情愉悅的活潑馬兒

有些馬兒甚至會因為路上有一根棍子而感到害怕，但它們會逐漸克服環境中的「恐懼」。通過訓練的話，它們甚至還能夠跨越馬術等項目的桿子。沒有必要急，慢慢來就好。與馬兒一起一步步地前進。

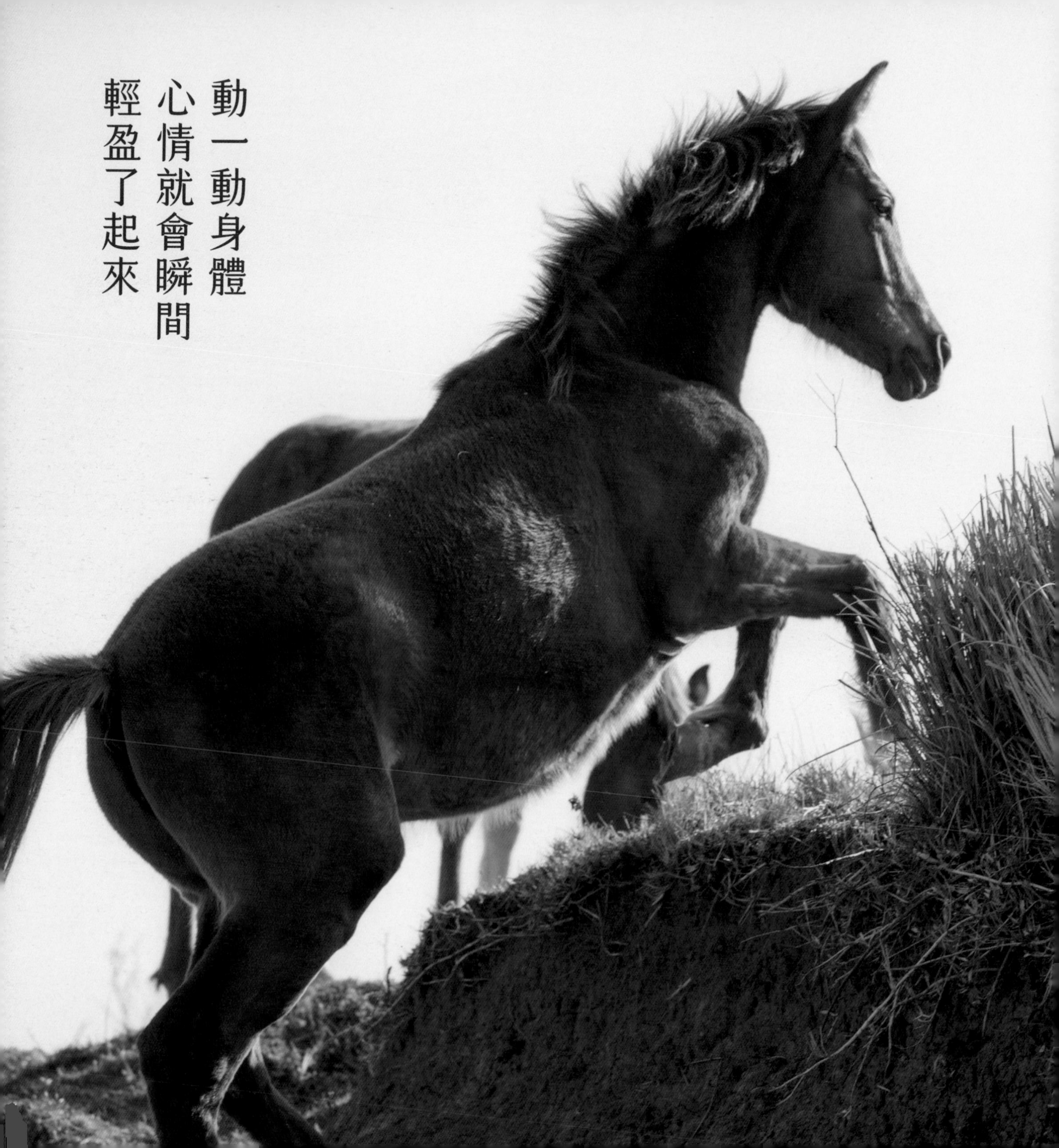

動一動身體
心情就會瞬間
輕盈了起來

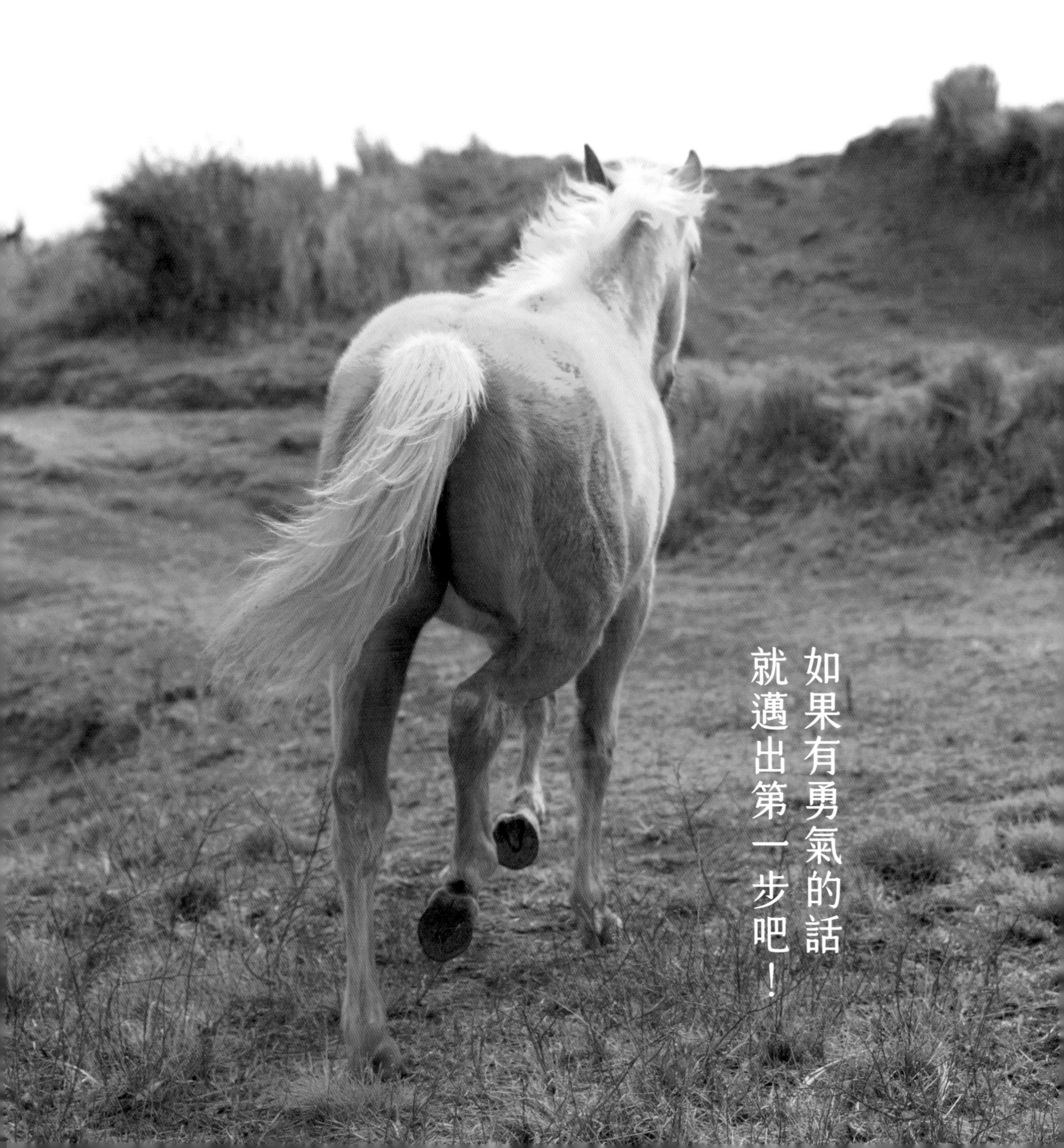
如果有勇氣的話
就邁出第一步吧！

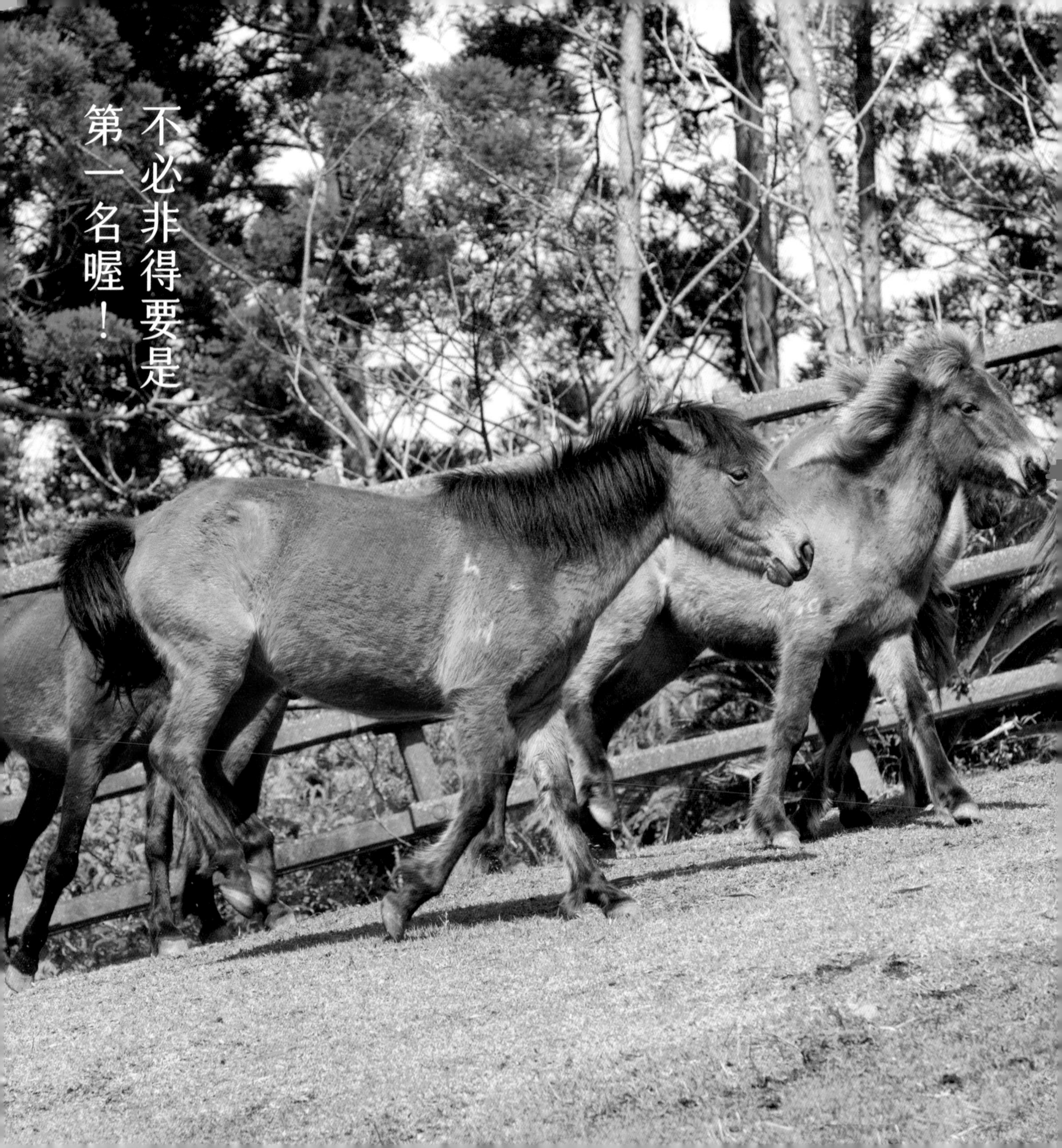
不必非得要是
第一名喔！

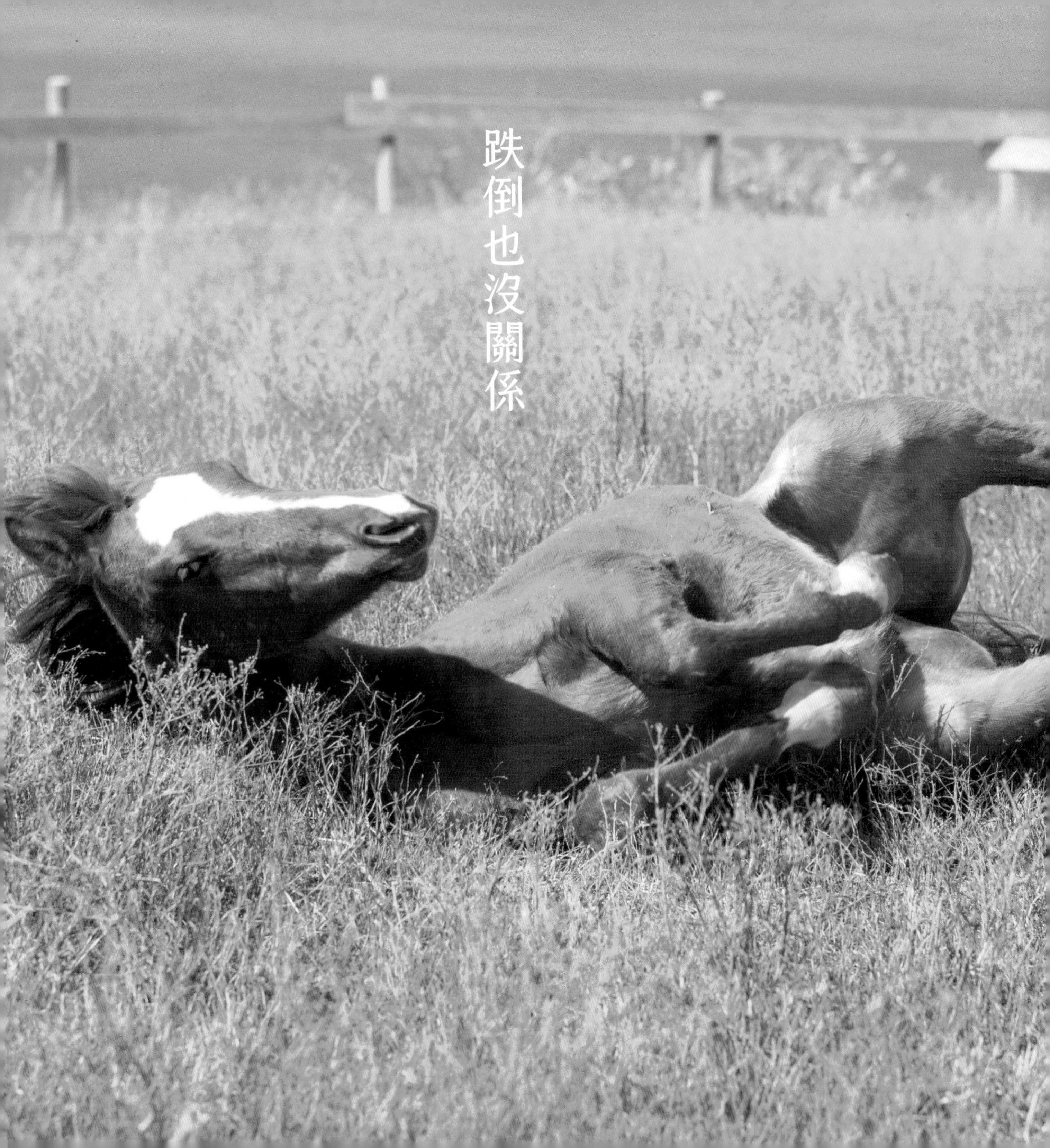
跌倒也沒關係

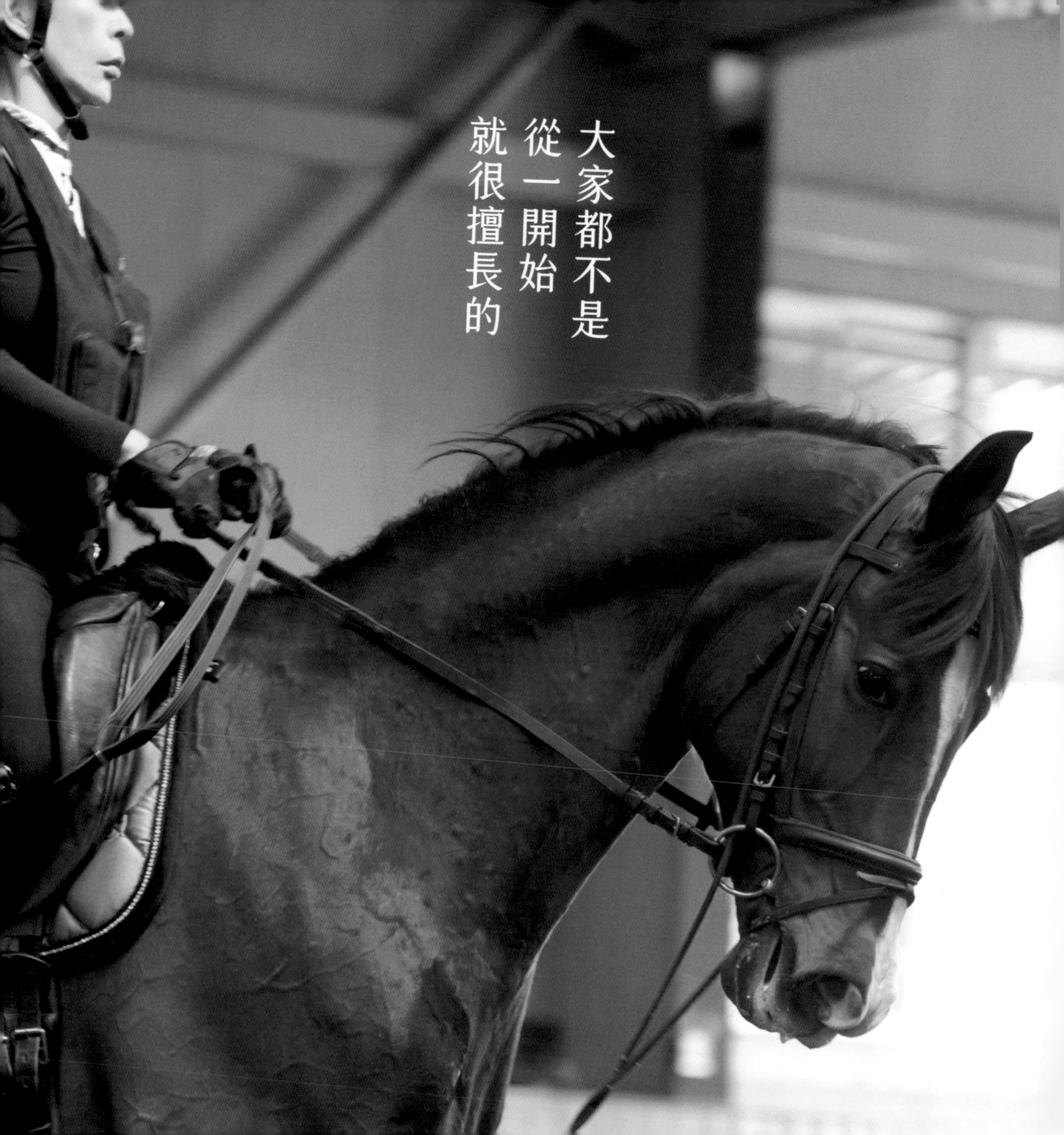

大家都不是
從一開始
就很擅長的

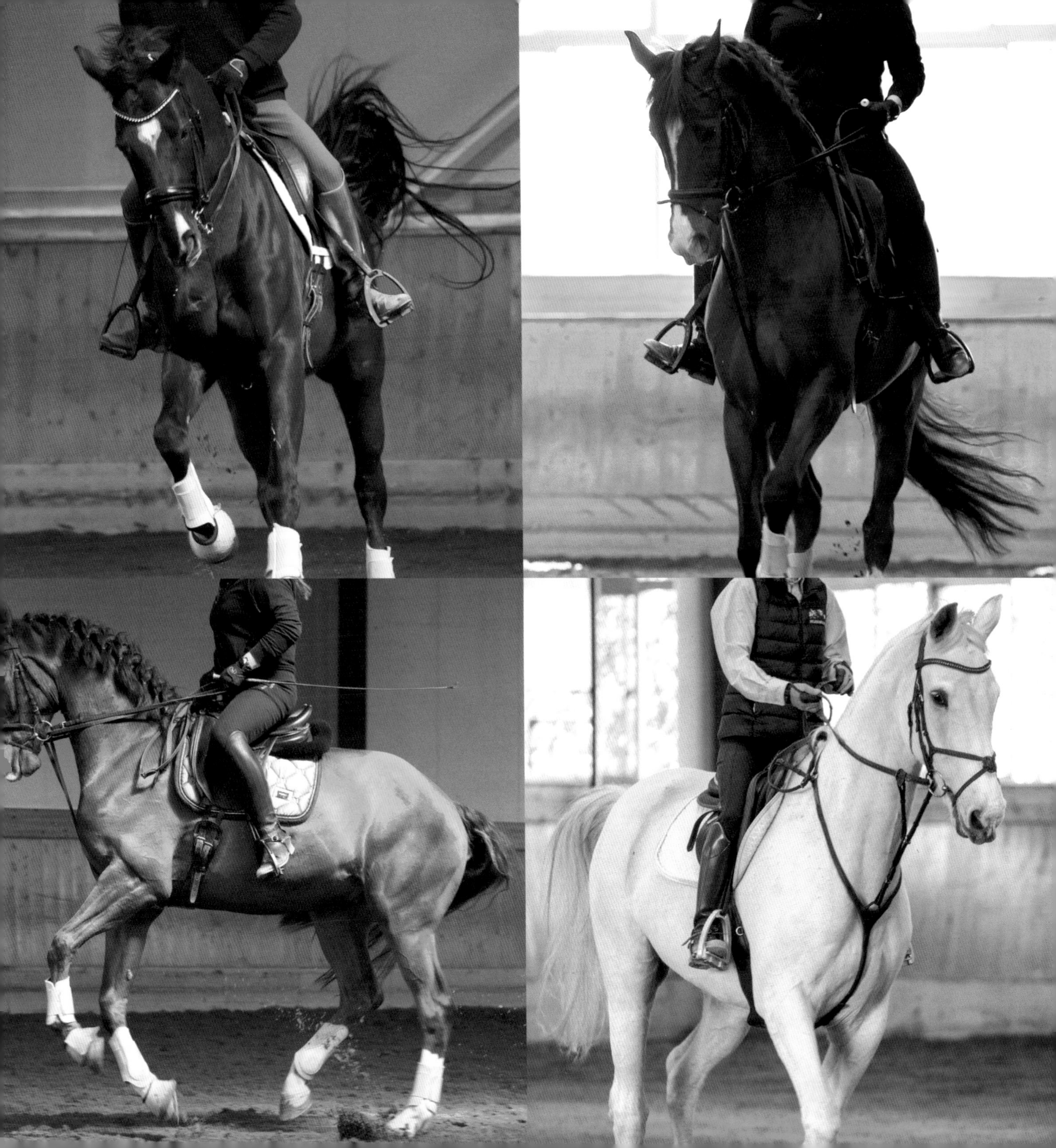

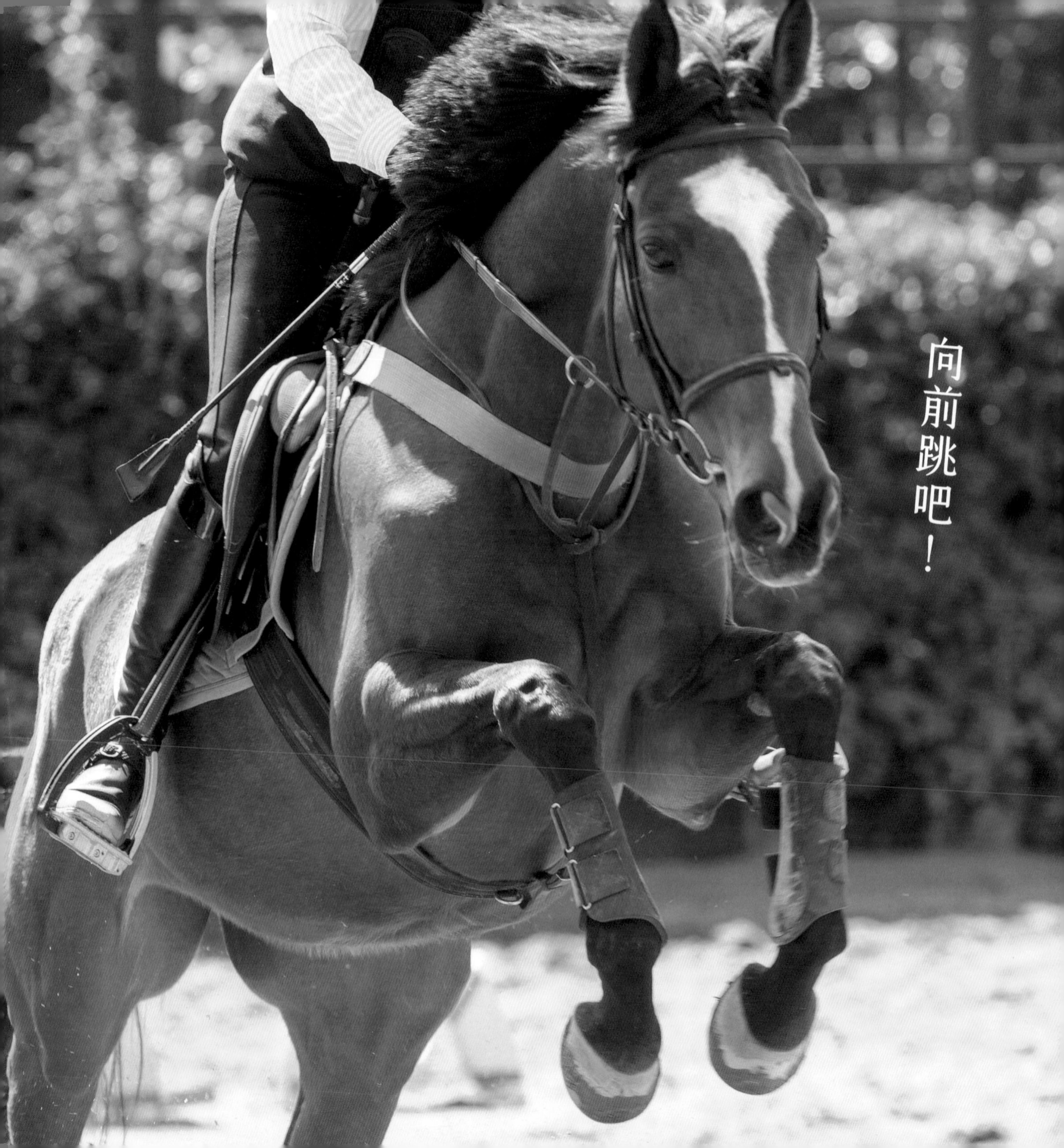
向前跳吧！

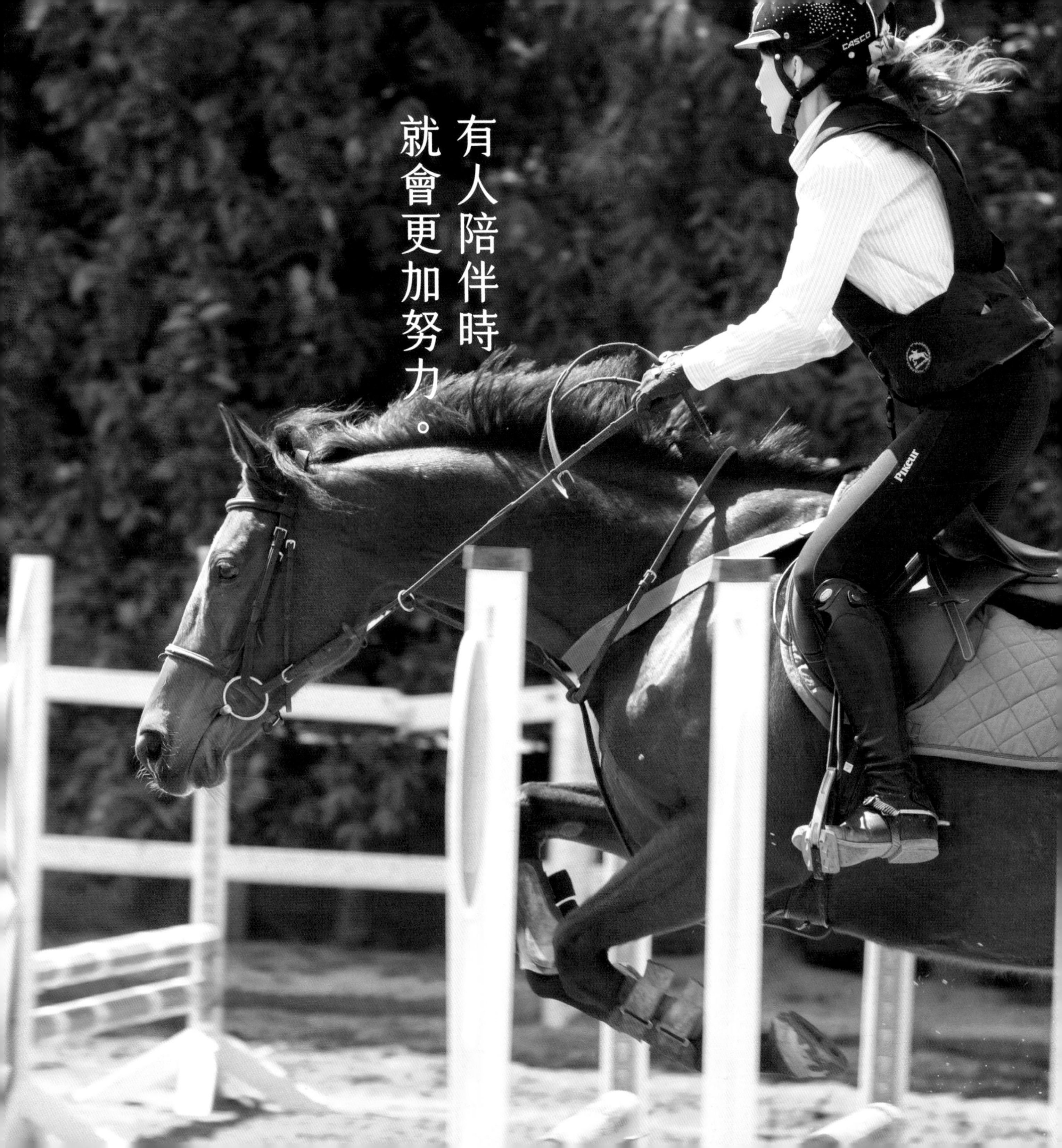

有人陪伴時
就會更加努力。

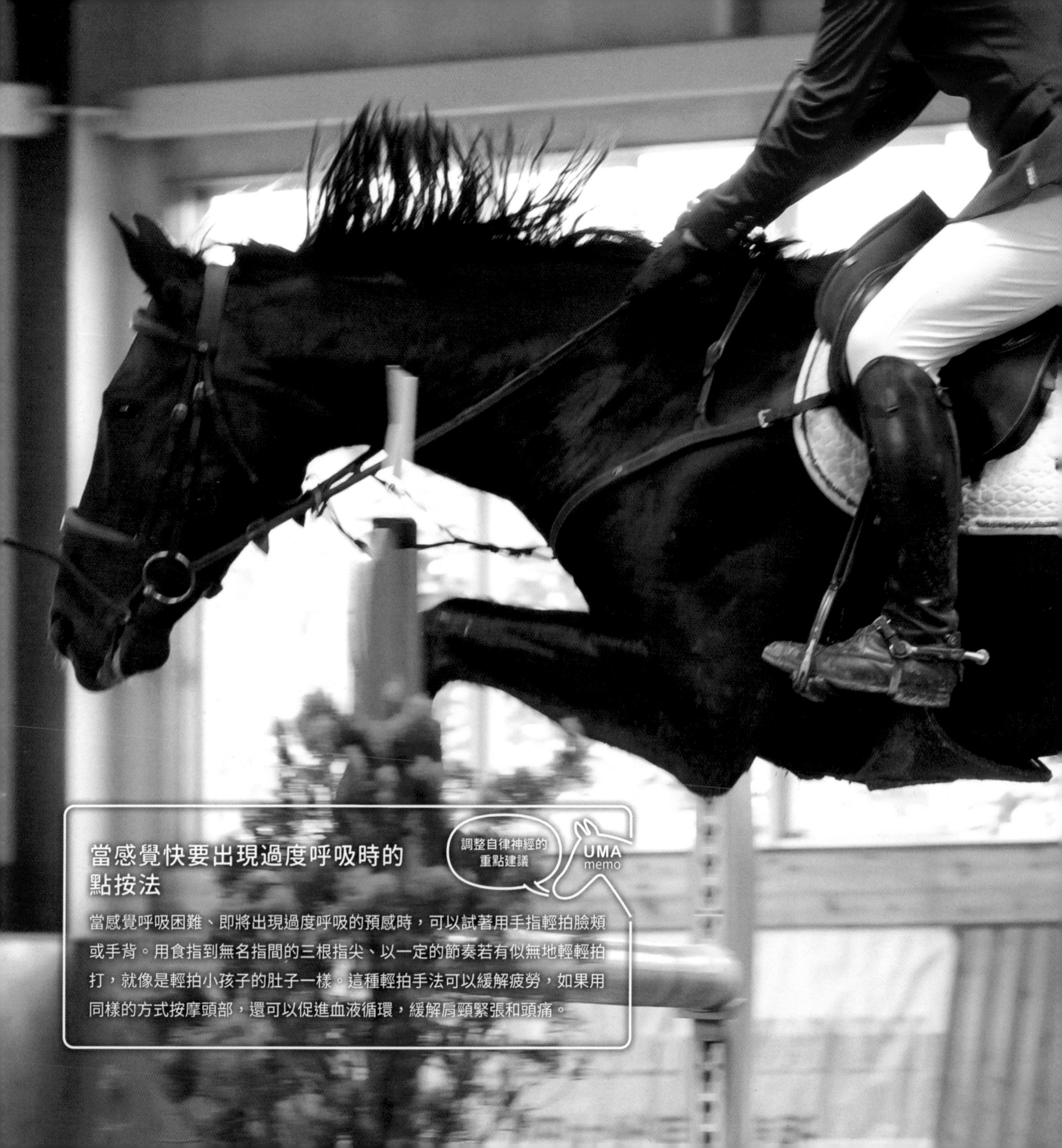

當感覺快要出現過度呼吸時的點按法

調整自律神經的重點建議

UMA memo

當感覺呼吸困難、即將出現過度呼吸的預感時，可以試著用手指輕拍臉頰或手背。用食指到無名指間的三根指尖、以一定的節奏若有似無地輕輕拍打，就像是輕拍小孩子的肚子一樣。這種輕拍手法可以緩解疲勞，如果用同樣的方式按摩頭部，還可以促進血液循環，緩解肩頸緊張和頭痛。

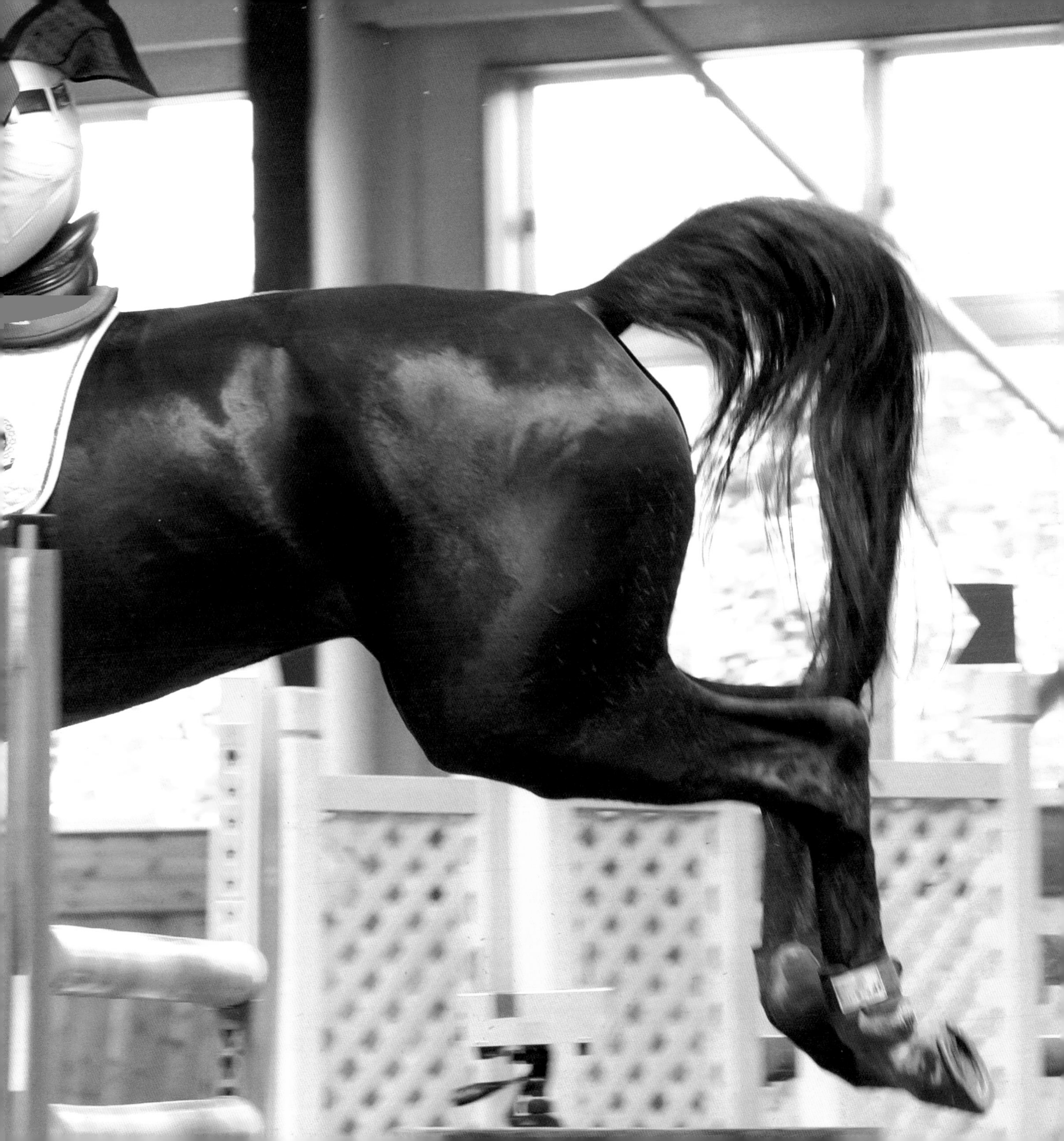

前來得到療癒
與馬相遇的場所

在這裡介紹協助本書製作、與馬兒們相遇的場所。一開始內心說不定有些忐忑，但是馬兒們會熱情地歡迎你，你會直接被牠們的魅力所吸引。

CANADIAN CAMP　大島牧場

大島牧場的位置距離福岡縣宗像市港口搭乘渡輪約 25 分鐘，位於福岡縣第一大島嶼的「大島」上。牧場位於島上最佳風車觀景點的附近（如果天氣晴朗的話，還可以眺望沖之島）。迷你遠程體驗中，可以在欣賞美景的同時享受騎馬的樂趣。這裡提供適合初學者的體驗騎馬活動、還有適合經驗豐富者的一小時跋涉、冬季限定（僅限有騎馬經驗者）的 5 小時長途跋涉等多種豐富的方案。

◎ Address
〒811-3701 福岡県宗像市大島 2804-1
從神湊港搭乘渡輪 25 分鐘

◎ Homepage
CANADIAN CAMP HP
http://www.canacan.jp/
CANADIAN CAMP 大島牧場 HP
https://oshima.canadiancamp.jp/

兒童也可以
一個人騎乘
用敏銳的五感
體驗壯麗的
景色吧！

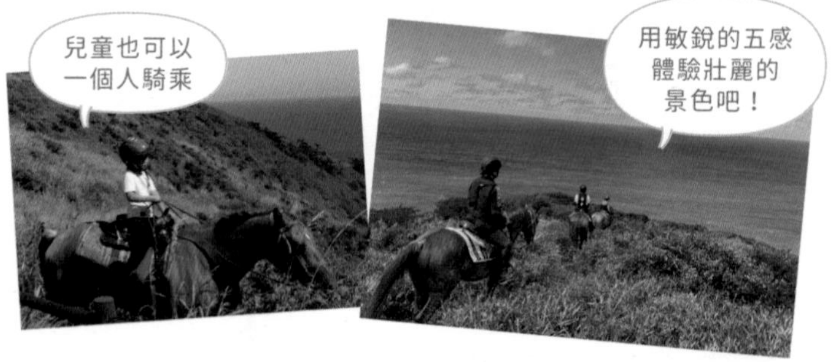

CANADIAN CAMP 騎馬俱樂部
Canadian Camp Riding (CCR)
在全國各地的俱樂部！

CCR 九州：〒 811-3501 福岡県宗像市神湊 44-1
CCR 八ヶ岳：〒 408-0044 山梨県北杜市小淵沢町 10176-12
位於小淵沢 CAMP AMUSEE 內
CCR 北海道：〒 059-1365 北海道苫小牧市植苗 565-1
在「イコロの森」內
CCR 神戶：〒 669-1503 兵庫県三田市乙原 391-1

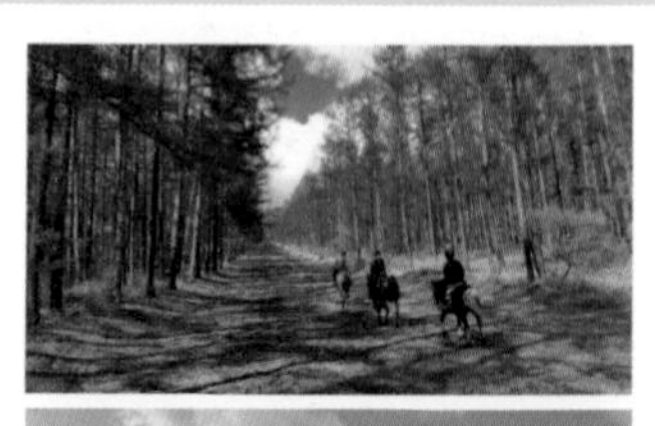

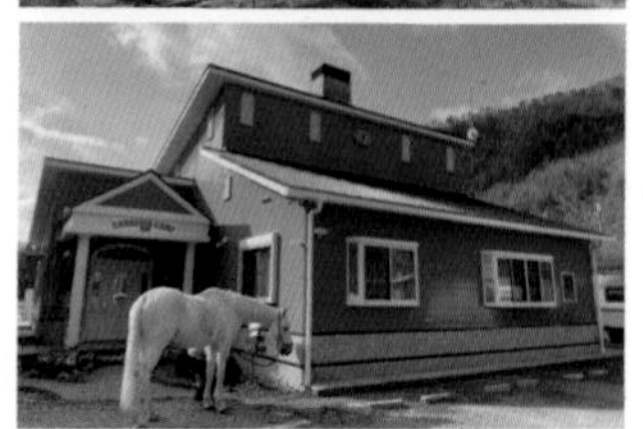

藤澤騎馬俱樂部（FUJISAWA RIDING CLUB）

藤澤騎馬俱樂部是位於神奈川縣藤澤市的騎馬俱樂部。儘管距離小田急線善行站步行只需 8 分鐘，但一旦踏進這個俱樂部，彷彿來到了完全不同的世界。寬敞的陽光照耀在戶外的馬場上，約 70 匹馬在馬廄裡悠閒地度過，它們都歡迎著你的到來。除了提供體驗騎馬的活動，當然還有初學者課程、高級騎乘和障礙騎乘等多種方案，每一個方案都有一流的教練仔細指導。自 1973 年成立以來，即以優秀的指導技巧聞名，並在國內外馬場馬術比賽中總是取得優異的成績。

◎ Address
〒 251-0871 神奈川県藤沢市善行 5-14-6

◎ Homepage
藤澤騎馬俱樂部 HP
https://www.fujisaza-rc.com/

也設有不受天氣
影響可以進行課
程的室內馬場

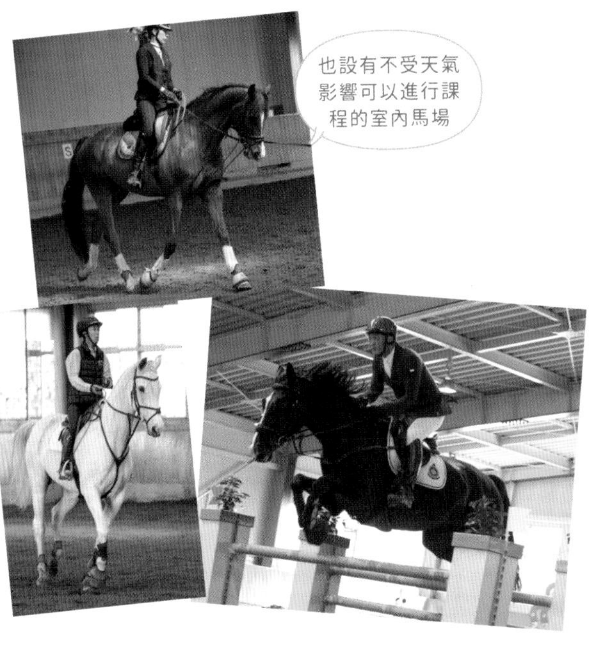

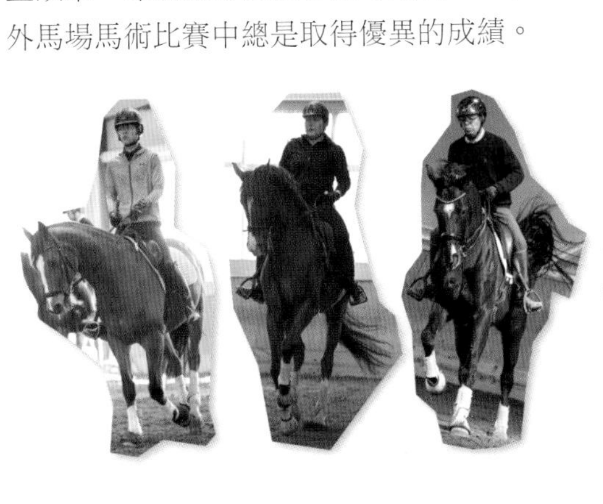

都井岬的野生馬

在宮崎縣串間市的都井岬，棲息著一種於 1953 年被指定為國家天然紀念物的日本原生種馬「御崎馬」。驚人的是，都井岬的 550 公頃（比 100 個東京巨蛋以上還要寬廣）全部都是馬的家園。您也可以租用自行車等方式來觀光。

來跟我們一起
散步吧！

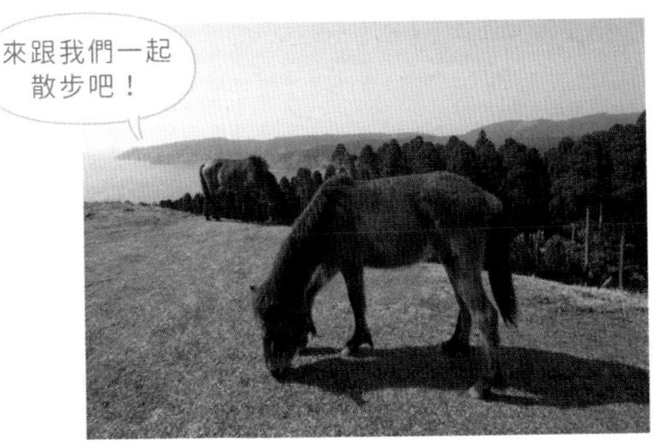

◎ Address
〒 888-0221 宮崎県串間市大字大納 (都井岬)

◎ Homepage
串間市觀光物產協會 HP
https://kushima-city.jp/
都井岬 野生馬導覽 HP
https://toimisaki.wixsite.com/website

後記

無論男女老少、不分年齡層，受到壓力影響而導致「自律神經」失調的人正在逐漸地增加中。

工作、家庭、周圍的人際關係等等，導致壓力的原因是因人而異，但我認為每一個人或多或少都有些煩惱。

說到這個，我過去也曾因為忙碌而充滿壓力的生活，導致了心因性腰痛和持續無法消除的疲勞等問題，即使到醫院檢查也查不出原因，因而受到「自律神經失調引起的不適」所困擾。

然而，通過與馬的交流以及培養調整自律神經的習慣，心情逐漸變得平靜、病情也逐漸得到了改善。

大多數人可能也會認為自己身處在一個艱難的世界當中。

在那個時候不要勉強自己，試著順從自己的本心。

不要在意周圍他人的眼光，做回真正的自己。

希望透過閱讀本書，能夠讓你感受到馬的表情和溫柔，
讓你的心情稍微輕鬆一點兒。

順天堂大學醫學部教授　**小林 弘幸**

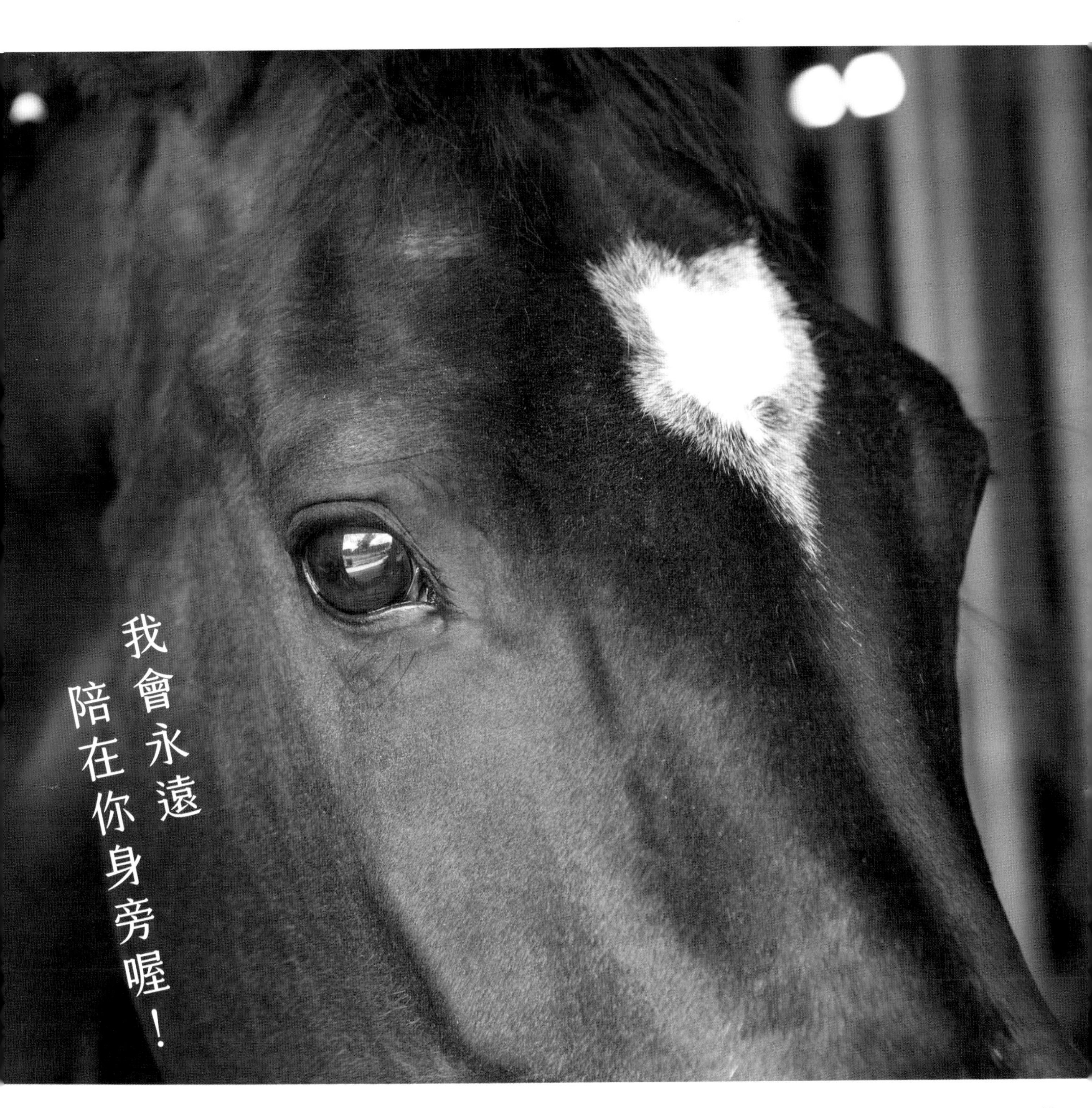
我會永遠
陪在你身旁喔！

作者

小林 弘幸（こばやし・ひろゆき）

順天堂大學醫學部教授。日本體育協會公認的運動醫學醫生。畢業於順天堂大學醫學部，同時於同大學研究所的醫學研究科修業完畢。曾任職於倫敦大學附屬英國王立兒童醫院外科、愛爾蘭國立兒童醫院外科，現在職中。身為自律神經研究的領先者，參與頂尖運動員和文化界人士的調節以及提升專業表現的指導工作。著有『医者が考案した「長生きみそ汁」』（アスコム出版）、『眠れなくなるほど面白い　図解　自律神経の話』（日本文藝社出版）等眾多著作。

TITLE

陪你看馬 自律神經的馬匹療法

STAFF

出版　瑞昇文化事業股份有限公司
作者　小林弘幸
譯者　闕韻哲

創辦人 / 董事長　駱東墻
CEO / 行銷　陳冠偉
總編輯　郭湘齡
文字編輯　張聿雯　徐承義
美術編輯　謝彥如
國際版權　駱念德　張聿雯

排版　朱哲宏
製版　明宏彩色照相製版有限公司
印刷　龍岡數位文化股份有限公司

法律顧問　立勤國際法律事務所　黃沛聲律師
戶名　瑞昇文化事業股份有限公司
劃撥帳號　19598343
地址　新北市中和區景平路464巷2弄1-4號
電話　(02)2945-3191
傳真　(02)2945-3190
網址　www.rising-books.com.tw
Mail　deepblue@rising-books.com.tw

初版日期　2024年1月
定價　360元

ORIGINAL JAPANESE EDITION STAFF

写真　ヒーリングフォトグラファー　村尾昌美（ムーラン）
カバー・本文デザイン　はんぺんデザイン
編集・ライター　オフィスアビ、望月美佳
イラスト　ショーゴ
動画編集　藤澤龍弥
撮影協力　藤沢乗馬クラブ、カナディアンキャンプ 大島牧場、都井岬
小林暁子（医療法人社団 順幸会 小林メディカルクリニック東京）

國家圖書館出版品預行編目資料

陪你看馬：自律神經的馬匹療法/小林弘幸著；闕韻哲譯. -- 初版. -- 新北市：瑞昇文化事業股份有限公司, 2023.12
96面；22x22公分
譯自：みているだけでじりつしんけいがととのううまのしゃしん
ISBN 978-986-401-689-1(平裝附光碟片)
1.CST: 自主神經系統疾病 2.CST: 健康法 3.CST: 馬

415.943　112017528

TITLE

烘焙師必修！蛋糕甜點裝飾課

STAFF

出版	瑞昇文化事業股份有限公司
作者	熊谷裕子
譯者	涂雪靖
創辦人／董事長	駱東墻
CEO / 行銷	陳冠偉
總編輯	郭湘齡
文字編輯	張聿雯　徐承義
美術編輯	謝彥如
校對編輯	于忠勤
國際版權	駱念德　張聿雯
排版	曾兆珩
製版	印研科技有限公司
印刷	龍岡數位文化股份有限公司
法律顧問	立勤國際法律事務所　黃沛聲律師
戶名	瑞昇文化事業股份有限公司
劃撥帳號	19598343
地址	新北市中和區景平路464巷2弄1-4號
電話	(02)2945-3191
傳真	(02)2945-3190
網址	www.rising-books.com.tw
Mail	deepblue@rising-books.com.tw
初版日期	2023年12月
定價	380元

ORIGINAL JAPANESE EDITION STAFF

撮影	北川鉄雄
菓子製作アシスタント	田口竜基
撮影協力	株式会社ルカド
レイアウト	中村かおり（Monari Design）
編集	オフィス SNOW （木村奈緒、畑中三応子）

國家圖書館出版品預行編目資料

烘焙師必修!蛋糕甜點裝飾課/熊谷裕子著
涂雪靖譯 --初版-- 新北市
瑞昇文化事業股份有限公司, 2023.12
112面；19 X 25.7公分
ISBN 978-986-401-688-4(平裝)

1.CST: 點心食譜

427.16　　112017527

Yougashi no syokkan decoration

甜塔皮

材　料

糖粉……25g
低筋麵粉……70g
不含鹽奶油……35g
蛋黃……1 顆

製作方法

1　將糖粉、低筋麵粉放入食物調理機中，加入冰涼堅硬的奶油。按下食物調理機打成粉狀。

2　加入蛋黃，再次按下食物調理機 (**照片 A**)。反覆按下電源的開與關，嘎嘎地按下開關分次打勻。當幾乎沒有殘粉，變成像炒蛋一樣濕潤的鬆散狀即完成 (**照片 B**)。

3　放入塑膠袋中攤平，冷藏靜置 1 個小時以上，靜置後可以預防烤縮，讓麵團定型變得容易擀平。這個步驟也可以冷凍保存 (**照片 C**)。

4　參考各食譜灑手粉 (份量外) 並用擀麵棍擀平、整形或鋪入烤模中。鋪入烤模時用麵團蓋住烤模，一點一點順著烤模移動麵團的皺褶，用手指緊緊按壓底部、側面 (**照片 D**)。盡量讓底部和側面都是相同厚度。

A
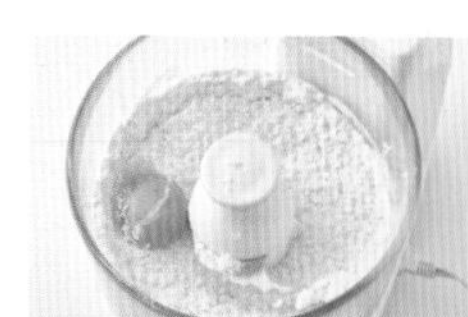

B
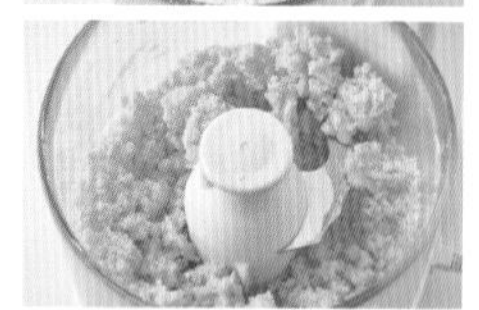

C
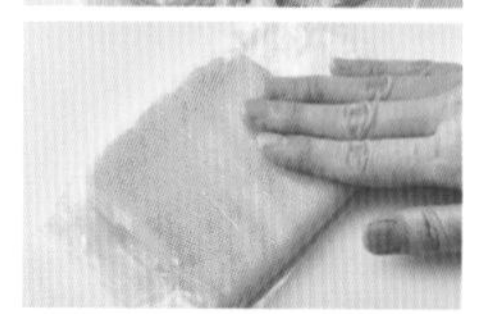

D
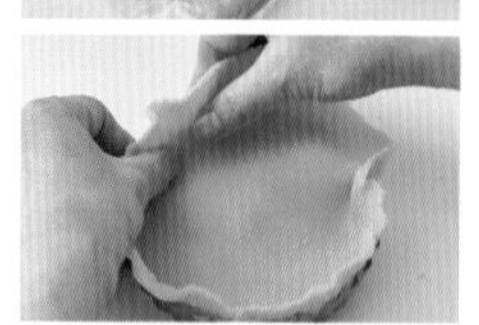

卡士達醬

材　料

牛奶……125g
砂糖……30g
蛋黃……1 顆
低筋麵粉……8g

製作方法

1　在小鍋中加入牛奶、一半份量的砂糖並煮沸。在調理盆中將剩下的砂糖和蛋黃拌勻，加入過篩好的低筋麵粉攪拌到沒有殘粉為止。

2　將一半的牛奶倒入調理盆中攪拌在一起 (**照片 A**)。

3　將步驟 **2** 倒回鍋中，充分攪拌均勻。開大火，用耐熱橡膠刮刀邊攪拌邊煮 (**照片 B**)。鍋子的邊緣開始沸騰，慢慢增加濃稠度變成鮮奶油狀，所以請持續煮並緩慢攪拌以免燒焦。

4　當變得不黏且滑順、中心也開始沸騰冒泡後即煮好 (**照片 C**)。

5　離開火源馬上倒入調理盆中 (**照片 D**)。在表面貼保鮮膜，放保冷劑。連同調理盆一起泡冰水，充分降溫。

A
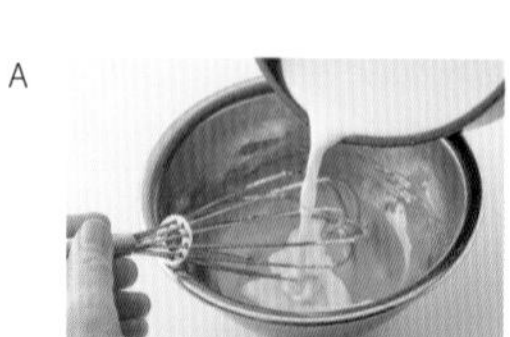

B
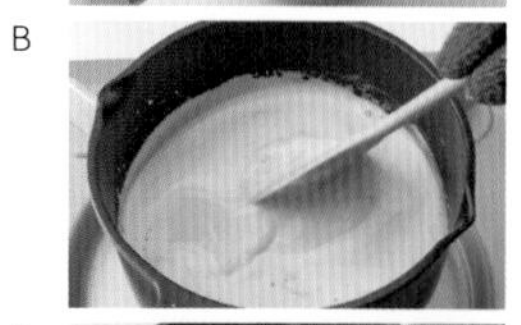

C
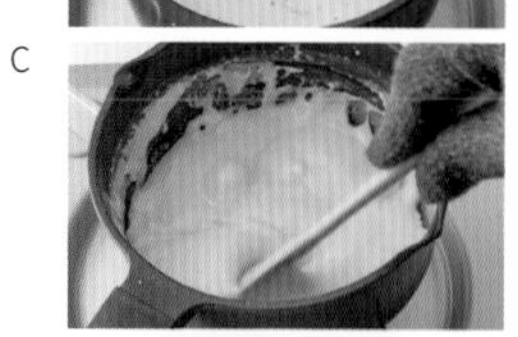

D
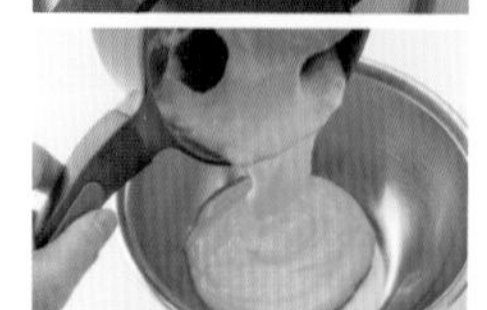